Rina Nissim

Wechseljahre Wechselzeit

Ein naturheilkundliches Handbuch

Aus dem Französischen von Maria Buchwald

Orlanda Frauenverlag

Originaltitel: La ménopause

Die Deutsche Bibliothek - CIP-Einheitsaufnahme
Nissim, Rina: Wechseljahre - Wechselzeit : ein naturheilkundliches Handbuch / Rina Nissim.
Übers. aus dem Franz. von Maria Buchwald. -
Berlin : Orlanda Frauenverlag, 1995
Einheitssacht.: La ménopause [dt.]
ISBN 3-929823-20-9

2. Auflage 1995, 13. Tsd.

Den Begriff »Wechselzeit« verdanken wir der Heilpraktikerin Dorisa Schadow. Der farbige Umschlaghintergrund wurde in Kreidetechnik und Frottage von Irene Velthuis geschaffen.

Lektorat: Ulrike Kerstiens
Gestaltung: Barbara Zillmann
Illustrationen im Innenteil des Buches: Mary Jo Fahrny (Pflanzen nach H. Storchová; Ährensammlerinnen nach einem Gemälde von Millet)
Fotosatz: Steinhardt, Berlin
Druck: Clausen & Bosse, Leck

Inhalt

Anhang

Einführung

»Alt sein kann schön sein! Warum sollten Falten häßlich sein?« »Meiner Meinung nach fängt das Leben erst richtig an nach der Menopause ...« Dies sagen Frauen, die die Wechseljahre als eine neue Entwicklung ihrer Persönlichkeit, ihrer Interessen und Aufgaben erlebt haben.

Warum sind die Wechseljahre dennoch für die meisten Frauen eine Entwicklung in ihrem Körper, der sie ungern entgegensehen? Warum empfinden alleinstehende wie lesbische und verheiratete Frauen sie als etwas Bedrohliches, auch wenn manche Frau das Ende ihrer Menstruation sehnsüchtig erwartet? Diese Ängste rühren hauptsächlich daher, daß unsere Umwelt die Menopause mit Altern und all den Nachteilen, die dies in unserer Gesellschaft bedeutet, verbindet. Hinzu kommt der Einfluß der Schulmedizin und der Pharmaindustrie: Wurde über die Wechseljahre lange Zeit in der Öffentlichkeit nicht gesprochen, so werden wir heute mit Warnungen über die Auswirkungen der hormonellen Umstellung überschüttet. Hitzewallungen, Müdigkeit, hoher Blutdruck, Appetitlosigkeit, arthritis-ähnliche Schmerzen, Gewichtszunahme, Depressionen und einiges mehr sollen wir vornehmlich mit der sogenannten Hormonersatztherapie bekämpfen.

Tatsächlich beinhalten die Wechseljahre eine grundlegende Veränderung, nämlich den Verlust der Gebärfähigkeit. In unserer Gesellschaft werden wir über unsere Weiblichkeit, d.h. auch über unsere Gebärfähigkeit definiert. Frauen in der Menopause haben die »Schwelle zum Alter« überschritten, eine unverheiratete, kinderlose

Frau wird zur »alten Jungfer«. Während das Altwerden bei Männern mit einem »zweiten Frühling« verbunden wird, werden älteren Frauen sexuelle Bedürfnisse kaum noch zugestanden. Zusätzlich fallen die Wechseljahre für viele Frauen mit dem Zeitpunkt zusammen, wo die Kinder das Haus verlassen. So ist nicht verwunderlich, daß Frauen die Menopause häufig mit dem Verlust ihrer Lebensaufgabe und ihrer sexuellen Attraktivität verbinden.

In Kulturen, in denen ältere und alte Menschen mit Respekt angesehen werden, ist das Altwerden ein natürlicher Prozeß, der zu neuen Höhepunkten im Leben führt. Die Menopause ist dort kein traumatisches Erlebnis. Auch bei uns sind viele Frauen jedoch in hohem Alter noch aktiv und entdecken viele neue Dinge für sich. Gerade wenn Frauen, die Kinder haben, sich nicht mehr so intensiv um die Familie kümmern müssen, haben sie die Möglichkeit, mehr Zeit und Gedanken auf sich selbst zu verwenden, ihre eigene Gesundheit in den Vordergrund zu stellen, sich neuen oder auch alten, unerfüllten Interessen zu öffnen. Wir können uns ein positives Bild vom Altwerden schaffen und uns dabei Vorbilder von wundervollen alten Frauen vor Augen halten!

Beginnen wir mit den konkreten körperlichen Veränderungen.
Die Menopause bedeutet das Aufhören der Menstruation, ein Prozeß, der sich gewöhnlich über einen Zeitraum von mehr als einem Jahr erstreckt. Die Jahre um diesen Einschnitt im Leben einer Frau herum, die als **Wechseljahre** oder **Perimenopause** bezeichnet werden, sind für uns von großer Bedeutung, denn sie bilden eine Übergangsphase. Die Veränderungen in der Menopause (dem Zeitabschnitt, der dem endgültigen Aussetzen der Regelblutung folgt) wie auch in der Pubertät (der Zeit, in der das Hormonsystem zu arbeiten beginnt) sind tiefgreifend und vollziehen sich nicht immer ohne körperliche Beschwerden. Früher ging man von der Annahme aus, in den Eierstöcken gebe es eine begrenzte Anzahl von Eiern. Heute ist bekannt, daß auch in der Menopause noch Follikel vorhanden sind, die die Eierstöcke aber nicht mehr zur Reife bringen können. Die Natur hat es so eingerichtet, daß Frauen im allgemeinen nur

zwischen dem 13. und dem 45. Lebensjahr fruchtbar sind. Wenn frau noch später ein Kind bekommen möchte, sollte sie sich eine einfache Rechnung vor Augen halten: Wir Menschen brauchen für das Aufziehen eines Kindes viele Jahre; frau sollte daher nach der letzten Entbindung möglichst noch eine Lebenserwartung von 20 Jahren haben. Wodurch der Hormonzyklus zum Stillstand kommt, ist noch nicht genau erforscht; wahrscheinlich hängt es mit dem Alterungsprozeß der endokrinen Drüsen zusammen.

Die ersten Anzeichen dieser Veränderung können schon lange vor der Menopause auftreten. Zwischen 35 und 45 nehmen die Sexualhormone allmählich ab, und die Menstruationszyklen verkürzen sich bei manchen Frauen bis auf 21 Tage. Die Progesterone nehmen im Verhältnis zu den Östrogenen ab. Prämenstruelle Symptome wie gespannte Brüste, Wasseransammlung, Stimmungsschwankungen (Reizbarkeit) machen sich jetzt sogar verstärkt bemerkbar, und während der Regel registriert frau stärkere Blutungen mit Blutklumpen, Schmerzen und Kopfschmerzen. Wenn ein erhebliches Ungleichgewicht zwischen den beiden Hormontypen in dieser Zeitspanne besteht und anhält, läuft frau Gefahr, ein Fibrom* oder Zysten in der Brust zu entwickeln.

Ein paar Jahre später nimmt auch die Östrogenproduktion ab. Dadurch kommt es zu unregelmäßigen Menstruationen oder einem Aussetzen der Blutung. Frau überspringt eine Blutung, dann zwei, die Blutung kommt eventuell noch alle sechs Monate, dann hört sie auf. Da dieser Zeitpunkt nicht exakt zu berechnen ist, wird den Frauen geraten, die Verhütung solange fortzusetzen, bis die Blutungen bereits zwei Jahre zurückliegen. (Für Frauen, die die Pille nicht vorher abgesetzt haben, ist das problematisch; wir werden darauf im weiteren Verlauf noch eingehen.) Ein Hormonspiegel kann über die Zusammensetzung der Hormone im Blut Aufschluß geben.

* Begriffe, die mit Sternchen versehen sind, werden im Anhang unter »Definitionen und Erklärungen« (Seite 159ff) erläutert.

Was auf die Zunahme der Hormonsekretion vor der Pubertät zutrifft, gilt auch für ihren Rückgang in den Wechseljahren: Er erfolgt nicht immer langsam und gleichmäßig. Auf stärkere Sekretionen können schwächere folgen. Da die Hauptdrüsen (Hypothalamus* und Hypophyse*) nicht mehr die gewohnten Botschaften erhalten, werden sie stärker erregt, ehe sie sich der zwingenden Tatsache beugen: Die Eierstöcke folgen ihren Anweisungen nicht mehr. Eben diese Veränderungen rufen die möglichen Symptome hervor.

Auch nachdem die Monatsblutung aufgehört hat, sind noch Östrogene vorhanden, denn die Nebennieren* schütten weiterhin Steroide* aus, die in den Fettschichten des Körpers in Östrogene umgewandelt werden. Das ist der Grund, warum mollige Frauen die Menopause besser überstehen als schlanke.

Im zweiten Teil untersuchen wir alle unangenehmen Symptome, die während der unterschiedlichen Phasen dieser Übergangsperiode auftreten können, und zeigen auf, wie wir sie mit einfachen und natürlichen Mitteln überwinden können.

Zuvor sind einige Erklärungen über Ersatzhormone notwendig, die von der modernen westlichen Medizin angeboten werden. Sollen wir Hormone nehmen oder nicht?... Frauen haben das Recht, genau informiert zu sein, um in letzter Instanz entscheiden zu können, was ihnen am besten erscheint. Da wir neuerdings wieder eine intensivierte Werbung für die Einnahme von Ersatzhormonen erleben, widmen wir den Werbekampagnen früherer Zeiten, die auch schon zugunsten der Hormone geführt wurden, einige Seiten. Welche Ethik lag dieser Werbung zugrunde und hat sie die Erwartungen der Frauen erfüllt?

Heute, am Ende unseres Jahrhunderts, da wir ein Wiedererstarken der Rechten und vermehrt nationalistische Tendenzen registrieren, erleben wir einen regelrechten Angriff auf die hart erkämpften Frauenrechte - wie das Recht auf Arbeit oder das Recht auf Empfängnisverhütung oder freie Abtreibung. In Ländern wie den USA oder manchen europäischen Staaten, wo diese Themen eine besonders große Rolle spielen, beobachten wir die Tendenz, daß erneut kategorische Positionen bezogen werden. Die jeweiligen Seiten sprechen sich pauschal für oder gegen Hormone aus. Man(n) macht sich unsere Angst vor dem Älterwerden zunutze, um uns davon zu überzeugen, daß wir unser ganzes Leben lang Hormone nehmen sollten. Kritikfähigkeit gegenüber den angebotenen neuen Methoden ist unbedingt notwendig, wenn Frauen sich ihre Gesundheit erhalten wollen.

Da Kritisieren nicht genügt und es darüber hinaus Alternativen zur Schulmedizin gibt, bietet dieses Buch Frauen einen Überblick über unterstützende Mittel, Behandlungen und vorbeugende Maßnahmen, damit sie die Probleme der Wechseljahre meistern können.

Angst ist eine schlechte Ratgeberin - wappnen wir uns also mit diesem unerläßlichen Wissen sowie mit einer ordentlichen Portion gesunden Menschenverstandes, damit wir unsere Wechseljahre in Ausgeglichenheit und Harmonie leben oder andere Frauen in dieser Übergangsphase begleiten können.

Danksagungen

Mehrere Bücher über die Wechseljahre waren mir von großem Nutzen, besonders die von Barbara und Gideon Seaman (von der Zeitschrift *L'Impatient* ins Französische übertragen), Lucette Proulx-Sammut, Susun Weed, Sandra Coney sowie die sehr schöne Anthologie *Femmes de la 14ème lune* (nicht übersetzt) von Dena Taylor und Amber Coverdale Sumrall (s. Allgemeine Literaturhinweise).

Ebenfalls möchte ich danken:

- den PhytotherapeutInnen Girault, Leclerc, Valnet, Tétau, Durrafourd, Franchomme und Mailhebiau für ihre Bücher

- den Freundinnen Dina, Janet und Rosangela, die mir ihre persönlichen Erfahrungen mit den Wechseljahren zugänglich machten

- meinen lieben Freundinnen Françoise, Nathalie, Rosangela, Marie-Jo und Geneviève, die das Manuskript geduldig mehrmals gelesen haben

- Sakina für ihre Hilfe bei Computerfragen

und Fátima, deren tatkräftige Unterstützung in den letzten Monaten unerläßlich für mich war.

Hormone: eine folgenreiche Geschichte

a) DES

Das erste synthetisch hergestellte Östrogenhormon, das in Pillenform verfügbar war und in größerem Unfang Verbreitung fand, war DES (Diäthylstilbestrol). 1930 wurde es von dem Forscher Charles Dodds entdeckt. 1965 gestand er ein, daß dieser Stoff in der ganzen Welt in den Handel gebracht worden war, ohne daß bei Säugetieren langfristige Tests über seine Schädlichkeit durchgeführt worden wären (1)*. Als Versuchskaninchen dienten also die Frauen!

DES wurde zuerst zur Verhütung von Fehlgeburten verabreicht. In den Jahren 1948-49 machte das Ehepaar Smith, ein Gynäkologe und eine Biochemikerin der Harvard-Universität, Versuche, die im *American Journal of Obstetrics and Gynecology* veröffentlicht wurden: Mit DES wurden anomale Schwangerschaften normal und und normale Schwangerschaften noch normaler (2)! Doch den Bedingungen, unter denen die Studie durchgeführt wurde, mangelte es an wissenschaftlicher Fundiertheit, und Spezialisten meldeten ihre Zweifel an. 1953 veröffentlichte ein anderer Arzt, Dr. Dieckman, eine vollkommen gegensätzliche Studie. In der Gruppe von 804 Müttern, die DES genommen hatten, erlitten Frauen doppelt so häufig Fehlgeburten wie in den Vergleichsgruppen von 606 Müttern, denen Placebos* gegeben wurden. Sie klagten mehr über Bluthochdruck, und ihre Babys waren kleiner als die der Mütter, die Placebos genommen

* Zahlen in Klammern verweisen auf Literaturhinweise, die im Anhang als Anmerkungen (Seite 149ff) aufgeführt sind.

hatten (3). Und was noch schlimmer war: Zwei Studien des Nationalen Krebsinstituts stellten 1940 und 1941 ein besorgniserregendes Auftreten von Brustkrebs bei Mäusen fest, denen DES verabreicht worden war (4). Aber es half nichts: In den USA nahmen zwischen 1943 und 1959 fast sechs Millionen Schwangere DES ein.

Nicht nur war DES bei der Vorbeugung von Fehlgeburten vollkommen wirkungslos, sondern manche Töchter von Müttern, die damit behandelt worden waren, entwickelten einen seltenen Krebs der Vagina. Diese Neuigkeit wurde Ende der 60er Jahre bekannt und dank der Forschungsarbeiten von Dr. Arthur Herbst 1971 im *New England Journal of Medicine* veröffentlicht (5). Die Food and Drug Administration (FDA*) wurde davon in Kenntnis gesetzt; der Skandal kam sogar vor den Kongreß, aber das DES wurde nicht aus dem Handel genommen, obwohl es unwirksam und gefährlich war. Die Verkaufszahlen gingen aber doch merklich zurück.

1951 kam DES unter dem Namen Distilbène nach Frankreich. Dort wurde es zwar von weniger Frauen genommen als in den USA, doch war die Zahl immer noch hoch. Die Behandlung mit DES war eine Modeerscheinung, und GynäkologInnen, die sich gegen künstliche Hormone aussprachen, waren rar. Zwischen 1952 und 1972 nahmen schätzungsweise etwa 200000 Frauen Distilbène ein, um eine Fehlgeburt zu verhindern. Und die Anzahl der Mädchen, die im Mutterleib mit Diäthylstilbestrol in Berührung kamen, wird auf 50000 bis 100000 veranschlagt.

Jahrelang glaubten Ärztinnen und Ärzte, die Plazenta schütze den Fötus vor den schädlichen Folgen von Medikamenten; doch 1962 förderte der Skandal um das Beruhigungsmittel Thalidomid zutage, daß Medikamente die Plazenta durchdringen und damit dem Fötus schaden können.

Die Folgen von DES:

- genitale Anomalien - Vaginal- oder Zervikalring genannt - Mißbildungen der Gebärmutter

- rote Flecken auf dem Gebärmutterhals, Erosionen und Adenoma (Drüsengeschwülste)

- 1977 ist es wieder Dr. Herbst, der eine signifikante Verringerung der Fruchtbarkeit bei Töchtern entdeckt, die mit DES in Berührung gekommen waren (6).

- anatomische Anomalien bei Jungen, deren Mütter DES genommen haben; damit kann verminderte Fruchtbarkeit einhergehen.

Die Folgen waren in Frankreich und der Schweiz weniger gravierend, weil die Frauen die Hormone dort erst in einem späteren Stadium der Schwangerschaft nahmen, doch in diesen Ländern wurden fast alle Informationen darüber zurückgehalten. Die EngländerInnen waren zu vorsichtig, um das Medikament auszuprobieren, so daß bei ihnen kein Fall von Krebs bekanntgeworden ist, der auf DES zurückzuführen wäre.

Herbsts 1971 gemachte Entdeckung, wonach es eine Beziehung zwischen DES und Adenokarzinomen bei Töchtern von DES-Müttern gibt, hätte dem DES den Garaus machen können. Aber nein, 1971 wurde es als die Pille von morgen an die Frau gebracht, obwohl seine Wirksamkeit auch bei dieser Indikation zweifelhaft war.

Noch häufiger als bei Menschen wird DES bei Tieren angewandt. Geflügel und Kälber erhalten DES und andere Hormoncocktails. Dem langen Kampf von Ralph Nader und verschiedenen Verbraucherorganisationen verdanken wir es, daß DES zeitweilig (1972 und 1980) in den USA nicht unter das Tierfutter gemischt wurde. Doch die Lebensmittelindustrie ist mächtig, das Medikament gelangte wieder auf den Markt und ist bis heute im Handel.

In unseren Breiten erinnern wir uns an den Boykott hormonbehandelter Kälber im Jahre 1980. Die Situation ist ähnlich wie in den USA: Verwendung, dann Verbot, dann dennoch wieder Verwendung. Unter Hormoneinfluß legt ein Kalb 10 bis 20 Kilo an Gewicht zu. Das finanzielle Interesse siegt über das Verantwortungsgefühl für die öffentliche Gesundheit!

Bleiben beim Verzehr von hormonbehandeltem Fleisch Spuren des DES im Organismus zurück? Die Befürworter von Hormonen behaupten, es gebe praktisch keine Rückstände im Muskelgewebe, sondern nur in der Leber, wo die Hormone abgebaut werden sollen. All diesen Beschwichtigungen zum Trotz wurde in Mexiko beobachtet, daß sich bei Jungen Brüste entwickelten, nachdem sie Fleisch von Hühnern gegessen hatten, die mit Hormonen gefüttert worden waren. Da bei uns strengere Vorschriften herrschen, sind keine so spektakulären Auswirkungen zu verzeichnen, doch nehmen auch wir mit dem Fleisch Spuren von Hormonen zu uns, die sich zu denen addieren, die bewußt genommen werden: den empfängnisverhütenden Pillen, Präparaten gegen Sterilität und den Substitutionshormonen.

b) Die Pille

Die Geschichte der Pille ist bezeichnend für das Klima, das in den multinationalen Pharmakonzernen und in den Kreisen, von denen sie gestützt werden, herrscht. Die Pille wurde von dem Forscher Gregory Pincus (Massachusetts) entwickelt und gemeinsam mit Margaret Sanger, der Gründerin der Nationalen Vereinigung für Familienplanung, die die Finanzierung für Pincus sicherstellte, vorgestellt. In den 50er Jahren bezog besagte Vereinigung für Familienplanung eindeutig Stellung: »Ich bin der Meinung, die Welt und fast unsere gesamte Zivilisation hängt in den kommenden 25 Jahren von einer einfach zu handhabenden, billigen und ungefährlichen Empfängnisverhütung ab, die auch ganz einfachen Leuten in Elendsvierteln und abgelegenen Landstrichen zugänglich ist...« (Margaret Sanger (7).

Um das Krebsrisiko, das mit den Östrogenen in Verbindung gebracht wurde, auszuschließen, konzentrierte sich die Forschung auf die empfängnisverhütende Eigenschaft des Gelbkörperhormons Progesteron. 1951 brachte die Firma Syntex in Mexiko ein progesteronhaltiges Hormon in den Handel, das aus der Heilpflanze Sarsaparilla gewonnen worden war. Searle (ein multinationaler Pharmakonzern) sollte eine ähnliche Entdeckung machen (bzw. sie sich beim Konzern Syntex »besorgen«) und Kunde von Pincus werden. Die ersten Versuche wurden an puertorikanischen Frauen vorgenommen. Zufällig enthielt die erste verwendete Pille etwas Östrogen; es wurde herausgefiltert, doch da die reine Progesteronpille weniger gute Resultate brachte, wurden der Pille erneut Östrogene zugesetzt. Heute gibt es die reine Progesteronpille nur noch in den verschiedenen Ausführungen der Minipille.

1960 erhielt Enovid die Erlaubnis, sie auf den Markt zu bringen, wobei vorgegeben wurde, die Pille sei an Tausenden von Puertorikanerinnen getestet worden. Eine Untersuchung von seiten des US-Senats ergab 1963, daß diese Tests nicht stichhaltig waren. Nur 132 Frauen hatten ein oder mehrere Jahre ohne Unterbrechung die Pille genommen. Drei der Frauen starben, ohne daß Autopsien vorgenommen wurden.

Die ersten Versuche waren so schlampig durchgeführt worden, daß nicht einmal eine genaue Dosierung feststand. Erst nachdem Millionen Frauen Enovid eingenommen hatten, stellte sich heraus, daß die Pille einen zehnmal höheren Östrogenanteil hatte, als für die Empfängnisverhütung erforderlich war. Die Nebenwirkungen wurden ganz einfach geleugnet, auch wenn 1962 bei Searle bereits 132 Thrombose*- und Emboliefälle* bekannt waren, von denen elf tödlich ausgingen! Trotzdem kam die erste Konferenz über die Harmlosigkeit der Pille, die 1962 in Chicago, dem Sitz der Medizinischen Vereinigung der USA abgehalten wurde, zu dem Schluß, daß es keine Beweise für einen ursächlichen Zusammenhang zwischen der Pille und Problemen bei der Blutgerinnung gebe. Ein einziger Arzt erhob Einspruch (8).

1968 widmete sich eine Ärztekonferenz in Harvard den Auswirkungen der Pille auf den Stoffwechsel. Einleitend sagten die Ärzte Salhanick, Kipnis und Van de Wiele: »Diese hier zusammengetragenen - sowie auch andere - Daten legen nahe, daß kein Gewebe und kein Organ von den biologisch-funktionellen und/oder morphologischen Folgen der empfängnisverhütenden Steroide ausgenommen ist. Eine große Anzahl dieser Veränderungen scheinen durch kurzzeitige Behandlungen reversibel zu sein, doch ist es unmöglich, sich eine Meinung über die Aufhebung bestimmter Veränderungen zu bilden, die aus einer längeren Einnahme resultieren« (9).

Die Probleme der Blutgerinnung, ferner Diabetes, Gebärmutterhals- und Brustkrebs bilden Risiken, die mit der Pille einhergehen und die seit Ende der 60er Jahre bekannt sind, aber es ist viel schwieriger, Daten ausfindig zu machen, die die Nebenwirkungen der Pille untersuchen, als solche, die die Harmlosigkeit der Pille beweisen. 1975 stellte sich heraus, daß Patientinnen, die die Pille nahmen und älter als 30 Jahre alt waren, dreimal so häufig vom Herzinfarkt bedroht sind als Frauen, die sie nicht nehmen; bei 40jährigen besteht sogar ein fünf- bis sechsmal größeres Risiko (10). 1975 war auch das Jahr, in dem 20 Spezialisten der Food and Drug Administration der Searle einen Besuch abstatteten. Die Firma hatte wiederholt die Tests gefälscht, mit denen die Harmlosigkeit des Medikaments bewiesen werden sollte, indem sie Tumore bei erkrankten Tieren wegoperieren ließ, die dann in der Studie als gesund aufgeführt wurden, oder indem sie kranke Tiere, denen man die Pille verabreicht hatte, zu der Versuchsgruppe zählte, der sie gar nicht gegeben worden war. Der Bericht, den die FDA 1976 erstellte, ist ein erschreckendes Dokument (11). Dieselben unsauberen Machenschaften wurden zwecks Genehmigung von Flagyl (Antibiotikum), von Aldactone (Diuretikum*), der Spirale und der Pille Ovulène angewandt.

Die heutigen Zusammensetzungen der Pillen weisen wesentlich geringere Hormondosen auf - einen Bruchteil der früher hergestellten. Die Kriterien für die Genehmigung des Medikaments sind strenger, doch prinzipiell hat sich nicht viel geändert: Auch heute ist die Liste der Gegenanzeigen bei Einnahme der Pille lang, und die Folgen und Nebenwirkungen (Probleme der Blutgerinnung, Nerven- und Augenbeschwerden, Hepatitis, Bluthochdruck, Tumore und Krebs, Sterilität, Diabetes, vermindertes Lustempfinden, Depression, Mißbildungen beim Fötus im Falle einer Schwangerschaft) sind so ernst, daß sie eine regelmäßige medizinische Überwachung erfordern; dennoch bleibt die Pille weiterhin *die* empfohlene Empfängnisverhütungsmethode. Viele Frauen, die sie nehmen, werden über andere, natürliche Verhütungsmittel (wie Diaphragmen oder Zervixkappen) gar nicht informiert.

c) Ersatzhormone in den Wechseljahren

Schon 1947 war festgestellt worden, daß die Verabreichung größerer Mengen Östrogene an Frauen in den Wechseljahren Gebärmutterblutungen und Wucherungen von Drüsengewebe hervorriefen, die wiederum Tumore erzeugten, die zum Teil krebsartig waren (12). Gewissenhafte GynäkologInnen, die die einschlägigen Artikel lasen - und nicht nur die Werbeanzeigen der Fachzeitschriften - trugen diesen Folgen Rechnung und verschrieben weniger Ersatzhormone.

Der Absatz schnellte 1966 mit der Veröffentlichung *Feminine Forever* von Dr. Robert Wilson (13) wieder in die Höhe; im darauffolgenden Jahr erreichte die Verkaufswelle Europa. Wilsons Buch war irreführend: Der Autor versprach »die Jugendlichkeitspille« und sagte dem Altern den Kampf an. Searle, Ayerst und Upjohn stellten Wilson für diese Arbeit bedeutende Geldsummen zur Verfügung. Mit einer geschickt inszenierten Pressekampagne - Wilson war auch Prediger - gelang es ihm, Frauen Dinge einzureden, die nie bewiesen worden waren («Hormone verlangsamen den Alterungsprozeß«) sowie gefährliche Nebenwirkungen zu verschweigen, die insbesondere dann auftreten, wenn die Hormone länger eingenommen werden. Die Ersatzhormone sollten eine ganze Reihe von Symptomen beseitigen, die Dr. Wilson in seinem Bestseller aufzählte: »Reizbarkeit, Angstzustände, Hitzewallungen, nächtlicher Schweiß, Gelenkschmerzen, Melancholie, Herzklopfen, unmotivierte Tränenausbrüche,

Schwächeanfälle, Schwindel, starke Kopfschmerzen, Konzentrationsschwäche, Gedächtnisausfall, chronische Verdauungsprobleme, Schlaflosigkeit, häufiger Harndrang, Juckreiz, trockene Schleimhäute in Augen, Nase, Mund und Vagina, Rückenschmerzen, Neurosen, Verlangen nach Alkohol und Schlafmitteln sowie Selbstmordgedanken« - eine Liste von 25 Symptomen, die dank der »Jugendlichkeitspille« verschwinden sollten [*Feminine Forever* (13)].

Zu Beginn der 70er Jahre sollten mehrere Publikationen und Forschungsarbeiten den Absatz bremsen. Zunächst kam die »Konferenz über die Menopause und den Alterungsprozeß«, die von der US-amerikanischen Regierung in Hot Springs, Arkansas, abgehalten wurde, zu dem Schluß: »Es besteht ganz eindeutig ein Zusammenhang zwischen überhöhten Östrogenmengen und Mißbildungen am Endometrium*.« Danach bestätigte *Novak's Testbook of Gynecology*: »Östrogene können eine wichtige Rolle bei der Bildung von Krebs in Organen und Geweben spielen, die normalerweise östrogenabhängig sind, wie zum Beispiel die Geschlechtsorgane und die Brüste.« Novak beobachtete auch eine stark erhöhte Endometriumkrebs-Anfälligkeit bei Kühen, die mit DES aufgezogen worden waren, während dieser Krebs bei Kühen, bei denen die DES-Beigabe eine Zeitlang ausgesetzt worden war, so gut wie nicht vorkam. Schließlich brachte das *New England Journal of Medicine* vom Dezember 1975 in einer Artikelserie ans Licht, daß das Risiko eines Gebärmutterschleimhautkrebses bei Frauen, die Substitutionshormone nahmen, bis zu 14 Mal höher war als bei Frauen, die keine nahmen (14).

Diese Informationen hatten Auswirkungen auf den Verkauf der Medikamente. Zwischen 1975 und 1986 herrschte eine Art »Burgfriede«:

Nach der Veröffentlichung von Ivan Illichs *Die Nemesis der Medizin* (15) und des *Guide des médicaments les plus courants* (Leitfaden der meistverkauften Medikamente) von Dr. Pradal in Frankreich (16) war bei den PatientInnen ein allgemeines Unbehagen spürbar. Viele Frauen, die in dem Alter waren, in dem Ersatzhormone in Frage kommen, erkannten, daß mit den Medikamenten nicht immer die erhofften Wirkungen erzielt wurden und daß sich obendrein negative Wirkungen einstellten.

In den meisten Studien über Ersatzhormone gab es keinerlei Vergleichstestgruppen. Aber eine Studie des *British Medical Journal* von 1975 über die gewöhnlichen Symptome der Wechseljahre brachte ein erstaunliches Phänomen zutage: In einer Gruppe von Frauen, die Ersatzhormone nahmen sowie auch in einer anderen Gruppe, die ein Placebo nahm, stellten sich gleichermaßen Verbesserungen im allgemeinen Wohlbefinden ein! Eine recht beruhigendes Ergebnis. Die Forscher gingen in ihrem Wissensdrang so weit, daß sie die Pillen beider Testgruppen nach drei Monaten vertauschten. In der Gruppe, die statt des Placebos nun Hormone nahm, wurden weiterhin gute Resultate erzielt, wohingegen bei der Gruppe, die von den Hormonen zu den Placebos wechselte, nun weniger gute Wirkungen zu verzeichnen waren. Die schlechte Neuigkeit: Nach den Ersatzhormonen funktionierte das Placebo nicht mehr!

Andere Symptome - außer dem Gebärmutterschleimhautkrebs - manifestieren sich in Veränderungen des Brustgewebes (einschließlich des Risikos für Brustkrebs, Krankheiten der Gallenblase, Ödemen und Gewichtszunahme). Jede Frau sollte aufmerksam die folgende, für Ärzte bestimmte Übersicht über die Nebenwirkungen von Premarin lesen:

Text aus dem medizinischen Kompendium 1994:
Premarin (Wyeth), Gegenanzeigen, Warnungen und Wirkungen

Grenzen der Anwendung:

Die Vorsichtsmaßregeln für Premarin sind dieselben, die auch für andere Östrogene in der Hormonsubstitutionstherapie gelten.

Gegenanzeigen:

Erwiesene oder vermutete Schwangerschaft; Überempfindlichkeit gegen Bestandteile, die in Premarin-Tabletten enthalten sind; erwiesener oder vermuteter Brustkrebs, mit Ausnahme besonderer Fälle, die wegen Metastasen behandelt werden; Neoplasmen, die erwiesenermaßen oder vermutlich östrogenabhängig sind; genitale Blutungen unbekannten Ursprungs; Venenentzündungen; Anzeichen für Thromboembolie; cholostatische Leberleiden

Vorsichtsmaßahmen:

Vor der Behandlung mit Premarin muß unbedingt eine gründliche gynäkologische Untersuchung erfolgen, die die Krankengeschichte der Patientin sowie die ihrer Vorfahren berücksichtigt. Bei längerer Behandlung mit dem Substitutionshormon muß die Patientin mindestens einmal pro Jahr gründlich untersucht werden. Eine längere Behandlung mit Östrogen ohne zyklische Beigabe von Progesteron kann in manchen Fällen eine Endometrialhyperplasie auslösen und zuweilen histologische Merkmale ergeben, die schwer von einem Krebs im ersten Stadium zu unterscheiden sind. Wird Premarin länger als ein Jahr eingenommen, erhöht sich die Gefahr der Bildung von Gebärmutterschleimhautkrebs. Bei einer längeren Verabreichung von Östrogen in Verbindung mit zyklisch beigegebenem Progesteron ist dieses Risiko jedoch äußerst gering.

Bereits bestehende Leiomyome können im Laufe der Östrogentherapie wachsen.

Längere oder wiederholte anomale Vaginalhämorrhagien* erfordern eine Diagnose, durch die ein bösartiger Tumor ausgeschlossen werden kann.

Nach augenblicklich allgemein verbreiteter Ansicht erhöht sich das Brustkrebsrisiko durch die Einnahme von Östrogenen nicht. Unter Berücksichtigung der Ergebnisse von Tierexperimenten ist jedoch Vorsicht bei jenen Frauen geboten, in deren familiärer Anamnese Brustkrebs auftritt oder bei denen Knotenbildungen, fibrozystische Veränderungen und unregelmäßige Mammogramme vorliegen. Dieselbe Vorsicht ist bei einer Frau geboten, die in der Vergangenheit mit starken Dosen Diäthylstilbestrol behandelt wurde.

Bei Patientinnen, die Premarin einnehmen, müssen regelmäßige Brustuntersuchungen vorgenommen werden. Auch sollten diese Patientinnen dazu angeleitet werden, ihre Brüste selbst abzutasten.

Wie bei Verabreichung aller anderen Östrogene sollten mit Premarin behandelte Patientinnen, die an folgenden Krankheiten leiden, sorgfältig beobachtet werden: Endometriose, fibrozystische Mastopathie, Bluthochdruck, schwere Leberstörungen, Herzmuskelbeschwerden, Niereninsuffizienz, Epilepsie, Asthma, Migräne (auch in der Anamnese), Diabetes mellitus, Hyperlipoproteinemie, Stoffwechselkrankheiten, die mit einer Hypokalzämie einhergehen. Die Behandlung sollte unterbrochen werden, sobald sich eine Krankheit verschlimmert oder wenn Thrombose oder Gelbsucht auftreten.

Die Östrogenbehandlung muß mindestens vier Wochen vor einem chirurgischen Eingriff unterbrochen werden, bei dem das Risiko besteht, eine Thromboembolie zu entwickeln; das gleiche gilt vor einer längeren Ruhigstellung. Doch dürften die Nebenwirkungen, die den oral eingenommenen Verhütungsmitteln zugeschrieben werden (Risiko einer Venenentzündung, Glukoseintoleranz, Leberbeschwerden, depressive Zustände), im Prinzip nicht bei Frauen auftreten, die in der Postmenopause sind und die Premarin üblicherweise nur in geringen Dosen als Ersatzhormone nehmen.

Schwangerschaft/Stillzeit:

Kategorie X. Eine Östrogentherapie, die im Verlauf einer Schwangerschaft durchgeführt wird, kann die Tendenz zu angeborenen Mißbildungen und die Entwicklung von Scheidenadenomatose begünstigen. Es gibt keine Indikation, die eine Östrogenbehandlung während der Schwangerschaft rechtfertigt.

Erwiesenermaßen gelangen auch kleine Östrogenmengen in die Muttermilch. Angesichts unerwünschter Wirkungen, die beim Säugling durch Östrogene verursacht werden können, müssen die Vorteile der Behandlung und die Risiken der Indikation sorgfältig gegeneinander abgewogen werden, ehe das Medikament abgesetzt bzw. das Baby abgestillt wird.

Unerwünschte Wirkungen:

Bei der Behandlung mit Premarin wurden Nebenwirkungen beobachtet, die das Absetzen des Medikaments efordern.

Gastrointestinale Beschwerden (Übelkeit, Erbrechen) treten häufig auf, lassen jedoch im Verlauf der Behandlung im allgemeinen nach oder verschwinden vollständig.

Gelegentlich wurden folgende Symptome beobachtet: Kopfschmerzen, Schwindel, Spannung in den Brüsten sowie Berührungsempfindlichkeit, Zwischenblutungen und blutiger Ausfluß sowie leichte Gewichtsveränderungen (Zunahme oder Verlust des Gewichts). Andere unerwünschte Nebenwirkungen wie Sehstörungen, Depressionen oder erhöhter Blutdruck sind selten. In den meisten Fällen gehen diese Erscheinungen nach kurzer Zeit spontan zurück.

Bei Frauen, die sich in der Postmenopause befinden, sind gelegentlich Gallenblasenbeschwerden festgestellt worden.

Das Herzinfarktrisiko ist deutlich höher bei Raucherinnen, die in der Perimenopause Östrogene eingenommen haben.

Das Risiko, durch eine Östrogentherapie Bluthochdruck zu entwickeln, ist sehr gering bei Frauen, die die Menopause hinter sich haben. Wie auch bei anderen oral eingenommenen Verhütungsmitteln normalisiert sich der Blutdruck nach dem Absetzen des Medikaments.

Zwischen 1975 und 1986 gingen Ärztinnen und Ärzte bei ihren Verordnungen vorsichtiger und weniger systematisch vor. Dem Östrogen wurde Progesteron beigegeben, um das Krebsrisiko zu verringern; auch wurde von einer längeren Einnahme abgeraten. Da 75 bis 85 Prozent aller Frauen keinen ärztlichen Rat wegen ihrer Menopause einholen, bedeutet dies, daß insgesamt gesehen nur eine geringe Anzahl von Frauen Ersatzhormone erhält.

Die VerfechterInnen systematischer Hormonverordnungen verschreiben auch weiterhin Substitutionshormone, da sie die Menopause wie Diabetes als eine Art Mangelkrankheit ansehen. Sie schlagen allen Frauen – und für unbegrenzte Zeit – die Hormoneinnahme schon zu einem Zeitpunkt vor, an dem sich Symptome noch gar nicht bemerkbar machen. Diese Praxis wird in Europa immer populärer. Mit dem Konzept des »Hormonmangelsyndroms«* (1966 von Wilson bekannt gemacht) wird die natürliche Phase der Menopause zu einer Krankheit wie die Diabetes (die auf eine fehlende Ausschüttung des Bauchspeicheldrüsenhormons Insulin zurückzuführen ist). So gesehen stellen die Wechseljahre nun keine Übergangsphase mehr dar, sondern eine dauernde Qual. Die Medizin hat eine neue Krankheit erfunden, um den Markt für neue, von multinationalen Pharmakonzernen entwickelte Produkte zu öffnen.

Neue Argumente

Seit einigen Jahren wird von den multinationalen Pharmakonzernen und den sie stützenden Kreisen mit großem Aufwand eine neue, offensive Werbekampagne zugunsten der Substitutionshormone organisiert.

Die GynäkologInnen schlagen erneut allen Frauen, die älter als 40 sind, vor, noch ehe Symptome auftreten, Ersatzhormone bis an ihr Lebensende zu nehmen. Wieder werden die Gegenanzeigen außer acht gelassen, seit es Hormone in Form eines Pflasters oder eines auf die Haut aufzutragenden Gels gibt – als würden die Hormone vom Körper in dieser Form nicht »richtig« aufgenommen. Die Ärzte behaupten, die Aufnahme über die Haut sei weniger schädlich für die Leber und verringere die Risiken der Blutgerinnung. Dennoch muß frau auch bei Verwendung des Gels zehn Tage lang zusätzlich Progesterone einnehmen, um ein Tumorrisiko (insbesondere Gebärmutterschleimhautkrebs) auszuschließen; also löst auch diese Art der Aufnahme nicht alle Probleme. Mit den Progesteronen sind Nebenwirkungen auf Zucker- und Fettstoffwechsel verbunden, die wiederum Auswirkungen auf die Verdauung und den Kreislauf (Schmerzen in den Beinen, Thrombophlebitis* und Embolien) haben. Bei Frauen, die sich einer Hysterektomie (Entfernung der Gebärmutter) unterziehen mußten, neigen ÄrztInnen dazu, auf die Beigabe von Progesteron zu verzichten, da ein Gebärmutterschleimhaut-Krebsrisiko dann angeblich auszuschließen ist. Und was ist mit dem Brustkrebsrisiko? Welchen Grund gab es denn für die Uterusentfernung, wenn nicht einen hormonabhängigen Tumor (beispielsweise ein Fibrom)? Da wir wissen, daß bereits jede achte bis zehnte Frau unter den über 40jährigen Brustkrebs hat, haben wir allen Anlaß zur Sorge.

Es wird behauptet, über die Substitutionshormone sei alles bekannt, außer daß die Dosierung zumindest problematisch ist und manchmal ernsthafte Nebenwirkungen auftreten.

Ein neues verkaufsförderndes Argument zielt auf die angebliche Vorbeugung von **Herz- und Gefäßkrankheiten** durch Ersatzhormone. Doch die Studien hierzu sind widersprüchlich, wie ein Artikel des *New England Journal of Medicine* vom Oktober 1985 zeigt (17). Natürlich stützen sich die Pharmamultis auf positive Studien, wenn sie behaupten, das Risiko für Herz- und Gefäßkrankheiten werde dank der Östrogene vermindert. Aber die Wissenschaftlichkeit mancher Studien ist fragwürdig: In einer großangelegten Studie mit amerikanischen Krankenschwestern, in der das Risiko, an Herz- und Gefäßkrankheiten - mit oder ohne Ersatzhormone - zu sterben, erforscht werden sollte, stellte sich heraus, daß diese Teilnehmerinnen wahrscheinlich gesundheitsbewußter sind als andere. Zudem waren die Krankenschwestern, die an Erkrankungen der Herzkranzgefäße litten, von der Studie ausgeschlossen worden, obwohl das durchschnittliche Sterblichkeitsrisiko der amerikanischen Bevölkerung, das als Vergleichsbasis diente, diese Krankheiten natürlich mit einbezieht. Das trifft auch auf andere Studien zu, die die Ärztezeitschrift *Lancet* noch 1991 als »verzerrt« einstufte (18).

Außerdem macht die Beigabe von Progesteron, die notwendig ist, um dem Krebs vorzubeugen, den »Schutz« vor kardiovaskulären* Krankheiten zunichte.

1985 wurde die Offensive in den USA von der Firma Ayerst gestartet, die eigens dafür die Werbeagentur Burson-Marsteller engagierte. Die Organisatoren der Kampagne geben vor, die Bevölkerung für eine noch wenig bekannte Krankheit sensibilisieren zu wollen: die Osteoporose*. Auch in Europa haben die Marktstrategen das Sagen. Die meisten Artikel, die man in auflagenstarken Presseorganen liest, stammen von den multinationalen Pharmakonzernen selbst und nicht von unabhängigen Journalisten: Es handelt sich hierbei um getarnte Werbemaßnahmen. Und die sind auch nötig, um das negative Image der Ersatzhormone und ihren Zusammenhang mit Krebs bei den Patientinnen in Vergessenheit zu bringen.

Die **Osteoporose** ist das letzte schlagende Argument, das uns alle davon überzeugen soll, wir könnten nicht mehr ohne Ersatzhormone leben. Wir werden im weiteren Verlauf auf Alternativen zu sprechen kommen. Doch schauen wir uns besagtes Argument einmal genauer an.

Da wir heute eine längere Lebenserwartung haben, drohen uns Alterskrankheiten. Dazu zählt auch die Osteoporose: Der pathologische* Rückgang der Knochensubstanz bewirkt, daß die Knochen allmählich weniger dicht, weniger fest werden. Auch verringert sich die Körpergröße (durch das Zusammensinken der Bandscheiben und der Wirbel). Der Körper neigt dazu, sich nach vorne zu krümmen; schließlich kann es zu Knochenbrüchen kommen. Für all das müssen die Krankenkassen viel Geld aufwenden - so wird uns zumindest gesagt. (In Wirklichkeit erneuern sich die Zellen weiterhin, wenn auch ab dem 35. Lebensjahr langsamer.) Da die Östrogene den Abbau von Knochenkalzium aufhalten, soll die fortwährende Einnahme von Hormonen, auch wenn sie normalerweise gar nicht mehr ausgeschüttet werden, der Osteoporose vorbeugen.

Simple Erklärungen garantieren den Absatz!

Viele ÄrztInnen geben zu, daß für eine gute Kalkeinlagerung noch andere Faktoren notwendig sind: Vitamin D, sportliche Betätigung, auch die Ernährung - doch wird darüber weniger gesprochen.

Auch hier ist es gelungen, den Begriff des »Mangels« einzuführen und aus diesem Mangel den Hauptgrund für die Osteoporose zu machen, wobei einer der größten Skandale der Neuzeit verschwiegen wird: Die Lebensmittelindustrie verwandelt und verfälscht seit mindestens zwei Generationen unsere Nahrungsmittel. Wenn zum Beispiel beim Raffinieren des Getreides die Schale des Korns entfernt wird, verliert es damit auch wertvolle Mineralien, Vitamine und eiweißhaltige Spurenelemente*, was zu schweren Mangelerscheinungen führen kann. Auch die anschließend wieder hinzugefügten Vitamine - auf der Verpackung als »Plus« angepriesen - ändern nicht viel an diesem Tatbestand. Defizite an Mineralien und Katalysatoren*, die für unseren Organismus lebensnotwendig sind, haben verschiedene Funktionsstörungen zur Folge, wie Sterilität, aber auch Karies und verminderte Sehkraft, die bei immer jüngeren Kindern beobachtet werden, bis hin zur Osteoporose bei älteren Leuten. Östrogene und Kalzium, in Medikamentenform genommen, werden nie eine gesunde, abwechslungsreiche Ernährung ersetzen, die reich an Mineralien und Vitaminen ist.

In meiner eigenen Praxis konnten wir verfolgen, daß es sehr wohl möglich ist, bei einer Frau, die in der Menopause ist, durch Mineral- und Nährbodenbehandlungen Mineralstoffmängel auszugleichen (die Knochendichte kann mit Hilfe der Mineralometrie gemessen werden, siehe 8. Kapitel). Wir haben auch gesehen, daß Frauen dank einer für ihre Altersgruppe hohen Mineralstoffkonzentration - 160% mit 60 Jahren! - ohne Hormontherapie auskamen.

Mit dem Risiko Osteoporose läßt sich wirksam drohen. So machte beispielsweise ein Arzt einer 16jährigen, bei der infolge Absetzens der Pille die Regelblutung aussetzte, mit dieser Krankheit angst. Der Gynäkologe wollte die Blutung um jeden Preis herbeiführen, und zwar mit einer starken Hormondosis, anstatt erst einmal abzuwarten - und das, um der Patientin die Osteoporose zu ersparen!

Keine ernstzunehmende Institution kann behaupten, Ersatzhormone verlangsamten den Alterungsprozeß. Die Angst vor dem Altern wird ihn nicht aufhalten. Ausgewogene sportliche Betätigung, Yoga oder Meditation sind wesentlich wirksamer, aber sie kosten Mühe und sind weniger leicht zu »konsumieren« als eine Tablette.

Besagte, mit großem Aufwand betriebene Werbekampagne wird zur Folge haben, daß Ärzte und Ärztinnen allzu systematisch Hormone verschreiben, ohne den Kontraindikationen (Gegenanzeigen) genügend Beachtung zu schenken. Wir haben also Grund, uns auf schlimme Folgen gefaßt zu machen. Gegeninformationen tun not.

**Im folgenden wollen wir untersuchen,
ob heute andere Argumente eingesetzt werden.**

Wyeth

Die Informationsbroschüre des Pharmamultis Wyeth, die seit 1992 vielerorts verteilt wird, nennt sich *Kritisches Alter - Dynamisches Alter* (Basel, ohne Datum). Auf der Liste der möglichen Beschwerden, die infolge eines Östrogen»mangels« auftreten können, werden dieselben Leiden wie zur Zeit Wilsons aufgeführt, nur in anderer Reihenfolge:

- vegetative Beschwerden: Hitzewallungen, Kopfschmerzen, Schwindel, Herzklopfen, Kribbeln in Armen und Beinen (sic)

- psychische Störungen: Angstzustände, Reizbarkeit, Depressionen, Schlaflosigkeit, Müdigkeit, Vergeßlichkeit, Nervosität

- organische Beschwerden: Blasenentzündung, leichte Enurese*, Scheidentrockenheit, Juckreiz in der Scheide, Scheidenentzündung, dünne und trockene Haut, Haarausfall, Gelenkschmerzen.

Wir erfahren sogar, daß dank der hormonellen »Regulierung« nicht nur das Östrogendefizit ausgeglichen wird, sondern die Patientin damit auch vor Arteriosklerose, Herzinfarkt und Gehirnblutung geschützt ist. Die Beigabe von Progesteron bei der Hormonregulierung verringert das Gebärmutterkrebsrisiko, und selbst das Brustkrebsrisiko erhöht sich nicht, ja es verringert sich sogar möglicherweise!

Wenn Frauen auch Östrogen im allgemeinen gut vertragen, so führt die Beigabe von Progesteron in der Praxis häufig zu Blutungen sowie zu Kreislauf- und Verdauungsstörungen, was viele Frauen veranlaßt, auf die Behandlung zu verzichten. Manche ÄrztInnen erfinden ihre eigenen Methoden und glauben, sich gegen das Krebsrisiko abzusichern, indem sie den Frauen empfehlen, alle sechs Monate Progesteron als »neutralisierende Substanz« zu nehmen (so geschehen im Kanton Neuchâtel). Ist es vielleicht erträglicher, zweimal jährlich als jeden Monat zu bluten? Abschließend sei auch noch erwähnt, daß sich bei der Werbung von Wyeth die Liste der Nebenwirkungen merkwürdigerweise auf »empfindliche Brustwarzen und gelegentlicher Brechreiz« verkürzt hat, wohingegen die Liste, über die Ärzte und Ärztinnen verfügen, leider viel länger ist!

Auch der alte Mythos von der ewigen Jugend ist weiterhin Trumpf. Natürlich spricht die Broschüre von Sport und Ernährung, empfiehlt aber gleichzeitig eine Vielzahl von Produkten zum Erhalt der jugendlichen Haut und Haare. Frauen sollen nicht nur die Ärztin/den Arzt, sondern dazu noch eine Kosmetikerin aufsuchen!

Upjohn und *Ciba Geigy*

In den Werbebroschüren von Upjohn und Ciba Geigy wird der Begriff »Mangel« sehr geschickt eingesetzt. Der Hormonmangel führt zu bestimmten Symptomen, die dank der Hormonsubstitution verhindert werden kann. Frau »leidet« unter der Menopause, und sie wäre dumm, wollte sie die Ersatzhormone nicht »nutzen«. Zieht man den Vergleich zu den Jahren 1960-70, so besteht das neue Argument in der Warnung vor der Osteoporose. Die Frauen leben länger, die Zahl der Osteoporosefälle erhöht sich mit der gestiegenen

Lebenserwartung. Östradiol verhindert die Ausscheidung des Knochenkalziums durch den Urin, daher können wir dank der Ersatzhormone Osteoporose und Knochenbrüche - der Gipfel der Gebrechlichkeit! - vermeiden. Damit der Anschein der Seriosität gewahrt wird, weisen die Werbestrategen natürlich auf die Wichtigkeit von körperlicher Bewegung und Ernährung hin, wobei stets Milchprodukte wegen ihres hohen Kalziumgehalts gepriesen werden. Wir haben diese Argumentation bereits widerlegt und werden etwas später auf die Alternativen eingehen. An dieser Stelle wollen wir zuerst noch unsere Analyse der Werbebroschüren fortsetzen. In eine Erörterung der Osteoporose finden wir immer wieder kurze Sätze eingestreut, wie zum Beispiel: »Werde ich nach der Menopause noch so verführerisch sein?« Das ist so raffiniert wie taktlos.

Die Broschüre von Ciba Geigy mit dem Titel *»Was jede Frau über 40 wissen möchte«* (1993 verteilt) weist nicht einmal auf die Notwendigkeit hin, daß die Östrogene mit Progesteronen zu kombinieren sind. Sie spricht nur von »richtigen Dosierungen«, die sehr renommierte GynäkologInnen empfehlen würden, um das Auftreten von Gebärmutter- und Brustkrebs zu verringern. Zum Schluß wird uns großmütig verkündet, daß durch das plötzliche Absetzen der Ersatzhormone erneut Beschwerden auftreten können. Fragt in diesem Fall eure Ärztin/euren Arzt um Rat, sie oder er wird euch sicherlich davon überzeugen, die Behandlung fortzusetzen!

In derselben Veröffentlichung von Ciba ist ferner zu lesen:

»Wechseljahre: Zeitspanne um das 50. Lebensjahr der Frau herum (auch Klimakterium oder Menopause genannt). Ovulation und monatliche Blutungen werden unregelmäßig und hören dann ganz auf; auch die Fähigkeit, schwanger zu werden, besteht dann nicht mehr. Bei vielen Frauen wird diese Phase tiefgreifender Veränderungen von typischen Beschwerden wie Hitzewallungen, starkem Schweiß, Schlafstörungen, Reizbarkeit und depressiven Stimmungen sowie einer Erschlaffung der Haut und der Schleimhäute begleitet. Häufig ist dies der Beginn der Osteoporose, was jedoch erst viel später festgestellt wird, wenn die Frau bereits Knochenbrüche erlitten hat.«

Zählen wir die Unwahrheiten auf:

1) Die Betonung liegt auf Störungen, um die Menopause in den Rang einer Krankheit zu erheben, wie es bereits zuvor mit der Schwangerschaft getan wurde.

2) Es wird nicht erwähnt, daß die meisten Beschwerden vorübergehend auftreten und von allein wieder verschwinden.

3) Der Teufel wird an die Wand gemalt - Osteoporose und Knochenbrüche werden nicht in ihren Gesamtzusammenhang gestellt.

Ist all das wirklich so viel differenzierter als vor 30 Jahren?

Diese Art der Information, von einigen vielversprechenden Überschriften wie *Die Menopause: Wie verlängern Sie Ihre Jugend?* von Henri Rozenbaum oder *So bleiben Sie auch über vierzig jung* von David Elia, wird auf öffentlichen, von Pharmamultis in großen Schweizer Städten veranstalteten Konferenzen verteilt, um Kundinnen mit dem Mythos ewiger Jugend zu ködern.

Die Presse hat ihrerseits einen regelrechten Angriff gegen eventuelle KritikerInnen gestartet:

»Unbestreitbar beugt die Einnahme von Östrogen den Folgen der Menopause vor und hebt sie auf. Es wäre kriminell, systematisch gegen eine solche Behandlung zu sein. Das wäre ungefähr dasselbe, als wenn man in Zeiten einer Epidemie eine Impfung verweigern wollte! Nur Ignoranz rechtfertigt eine derartige Haltung! ... Nein: Jeder Frau steht es frei, das Risiko auf sich zu nehmen, bettlägerig und von Schmerzen gelähmt zu sterben ...«

Dr. Catherine Waeber, Fribourg, *Le Courrier*, 23.10.1993

Praktische Ratschläge

Hört mit 30 Jahren auf, die Anti-Baby-Pille zu nehmen, wenn ihr raucht - allerspätestens mit 35. Geht zu natürlichen Verhütungsmethoden oder zur Spirale über, wenn ihr nicht zu Scheideninfektionen neigt. So erlebt ihr eure Wechseljahre bewußt und wißt, wie es um euch steht; falls es nötig ist, könnt ihr etwas unternehmen (siehe Alternative Behandlungsmethoden).

Wenn die Menopause vorzeitig eintritt, befürworten die meisten ÄrztInnen übereinstimmend die Behandlung mit östrogen-progesteronhaltigen Ersatzhormonen bis zum Alter von 50 Jahren. Aber es stellt sich die Frage: Warum ist die Menopause so früh gekommen? War es eine spontan auftretende Menopause (selten), die nach einem großen Schock (hier empfiehlt sich die Homöopathie*) oder nach einer Operation einsetzte? Im letzten Fall, wenn der Grund für die Operation ein bösartiger, hormonabhängiger Tumor war, kommen Ersatzhormone nicht in Frage. Im Falle eines gutartigen Tumors (siehe *Naturheilkunde in der Gynäkologie, Ein Handbuch für Frauen; hier: Alternative Behandlungen von Fibromen)* werden die Eierstöcke heutzutage meistens erhalten. Doch, wie festgestellt worden ist, tritt die Menopause nach der Entfernung der Gebärmutter schneller ein. Wenn die Menopause zu früh kommt, bleibt die Indikation Ersatzhormone dennoch fragwürdig, denn Tumore dieser Art sind ja ein Zeichen für eine bestehende Hyperöstrogenie. Wird nun auf medikamentösem Weg wiederum ein Überschuß an Östrogenen erzeugt, besteht die Gefahr, daß sich in anderen Organen neue Tumore bilden, zuallererst in der Brust! In diesen schwierigen Fällen muß die Medikamentenverordnung zusammen mit einer Ärztin/einem Arzt vorsichtig bestimmt werden. Es empfiehlt sich, eine zweite Diagnose von einem/r Naturheilkundler/in vornehmen zu lassen.

Transsexuelle, die infolge einer Kastration und anderen Operationen zu Frauen geworden sind, können nicht ohne Sexualhormone (Testerone und Östrogene) leben. Auch hier sind Ersatzhormone gerechtfertigt, wobei sich das Problem stellt, ab welchem Alter die

Frau die Einnahme einstellen soll, um nachteilige Folgen (für Kreislauf und Verdauung) zu verringern.

d) Sollen wir Hormone nehmen oder nicht?

Zusammenfassend läßt sich sagen:

Ihr habt Östrogenersatzhormone in Pillen-, Gel- oder Pflasterform (letztere zwei werden von der Haut aufgenommen) zu eurer Verfügung; weiter existieren Hormonersatztherapien, bei denen Östrogene und Progesterone zusammen verabreicht werden.

Studien zufolge fühlen sich nur 15 bis 25 % der Frauen in der Menopause so sehr von Symptomen beeinträchtigt, daß sie deswegen eine Behandlung anstreben.

Östrogene verringern die Hitzewallungen sowie die Trockenheit der Scheide und der Schleimhäute.

Östrogene verlangsamen den Verlust des Knochenkalziums und verringern somit die Gefahr einer Osteoporose.

Die Untersuchungen sind widersprüchlich, wenn es um die Wirkung der Östrogene bei kardiovaskulären Krankheiten geht. Die multinationalen Pharmakonzerne stützen sich hierbei natürlich auf positive Studien, wenn sie behaupten, die Östrogene verringerten das Risiko von Herzkreislaufkrankheiten.

Ersatzhormone haben keine direkte Wirkung auf Depressionen und psychische Krankheiten. Sie verlangsamen den Alterungsprozeß nicht. Merkwürdigerweise ist die Liste der Symptome, die durch die Hormone verbessert werden, in den Informationsbroschüren für Frauen viel länger als im medizinischen Kompendium, das Ärztinnen und Ärzte benutzen.

Östrogene erhöhen die Gefahr einer Krebsbildung an der Gebärmutterschleimhaut um das Vierzehnfache; ebenso erhöhen sie das Brustkrebsrisiko. Bei kontinuierlicher Einnahme nimmt das Risiko im Laufe der Jahre zu.

Die Beigabe von Progesteronen verringert das Risiko, doch setzt sie auch den Schutz vor kardiovaskulären Krankheiten außer Kraft.

In der Praxis bedeutet dies:

1) Östrogene werden schlecht von Frauen vertragen, die eine geschwächte Leberfunktion haben (und damit zu Migränen neigen) und verschlimmern zusätzlich gutartige, hormonabhängige Tumore, wie Fibrome oder die Endometriose. Die Einnahme von Östrogenen hat manchmal Gewichtszunahme und Wassereinlagerungen (in den Beinen und im Bauch) zur Folge, verschlechtert Krankheitssymptome der Gefäße (Krampfadern, Hämorrhoiden) und fördert die Bildung von Gallensteinen. Aber Östrogene können auch gut vertragen werden, sofern die Leberfunktion der Frau gut ist.

2) Die Kombination mit Progesteronen bewirkt, daß die Regelblutung bei jeder Unterbrechung der Medikamenteneinnahme wiederkommt, und daß häufig zusätzliche Nebenwirkungen auf den Verdauungsapparat (Blähungen, Verstopfung) und auf das Kreislaufsystem (schwere Beine, Thrombophlebitis und Embolie) auftreten; nicht wenige Frauen brechen die Behandlung ab, um solche Beschwerden auszuschließen.

   Da wir wissen, daß die Symptome der Menopause wenn auch lästig, so doch vollkommen harmlos sind, wäre es da nicht klüger, es zuerst einmal mit unschädlichen Naturheilmitteln zu versuchen? In den meisten Fällen führen Heilpflanzen und Nahrungsergänzungen zu sehr guten Resultaten. Nur im Falle eines Mißerfolgs und wenn keinerlei Gegenanzeigen (die zahlreich sind)

Hormone und Menstruationszyklus

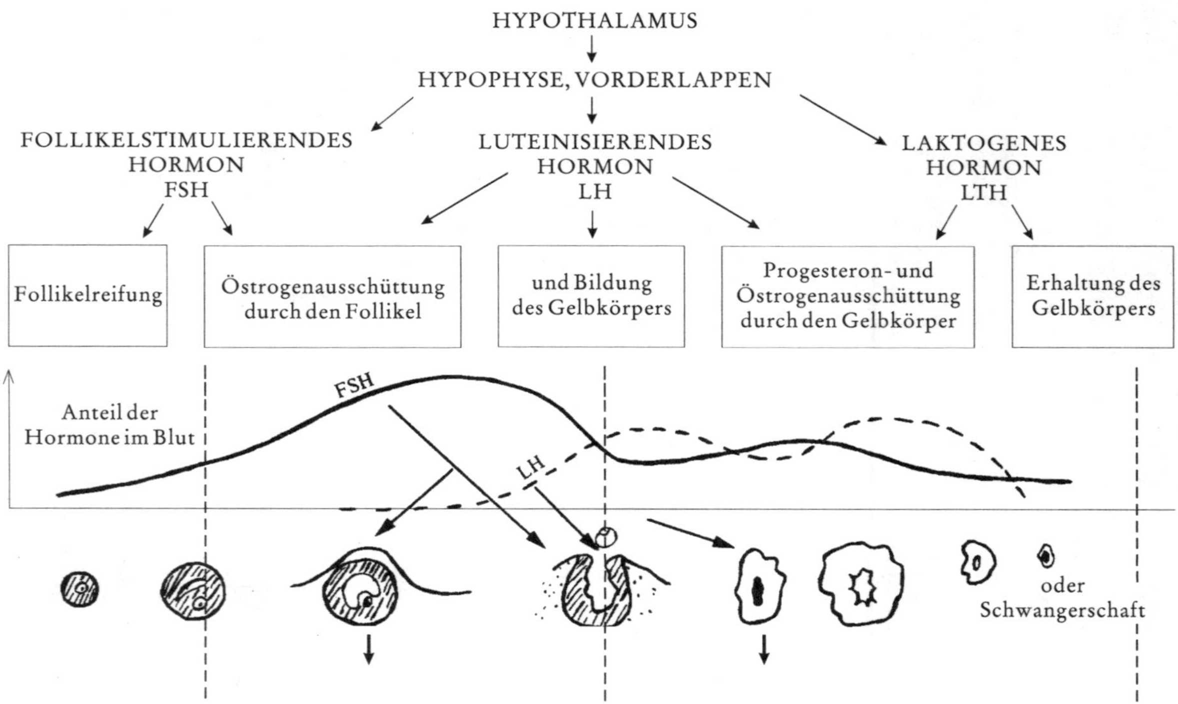

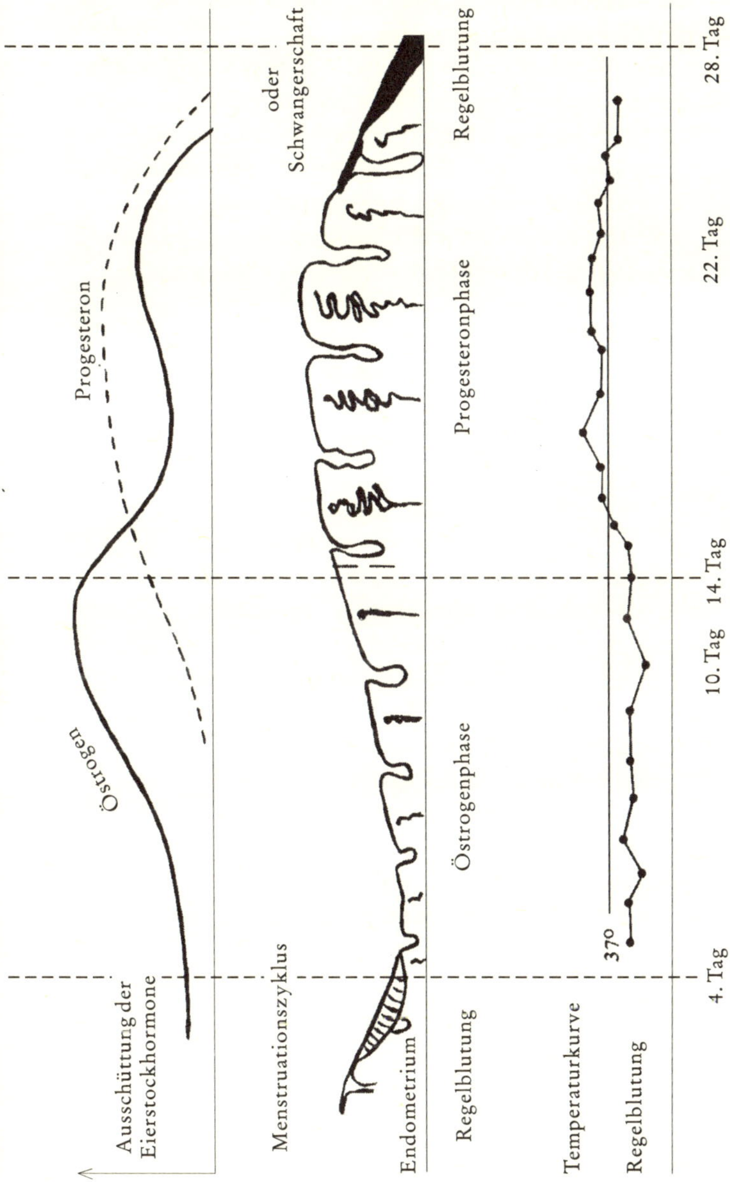
Ausschüttung der Eierstockhormone
Östrogen
Progesteron
Menstruationszyklus
oder Schwangerschaft
Endometrium
Regelblutung
Östrogenphase
Progesteronphase
Regelblutung
Temperaturkurve
37°
Regelblutung
4. Tag
10. Tag
14. Tag
22. Tag
28. Tag

befürchtet werden müssen, können wir eine Behandlung mit Ersatzhormonen empfehlen. Diese Therapie erfordert medizinische Überwachung und sollte, falls frau unter Hitzewallungen leidet, mindestens zwei Jahre lang und bei Scheidentrockenheit mindestens fünf Jahre lang durchgeführt werden (laut Aussage einer Genfer Ärztearbeitsgruppe). Bei einem, wenn auch allmählichen Absetzen der Medikamente können die Symptome zeitweilig wieder auftreten, da die »Entwöhnung« nicht immer problemlos verläuft. Auch hier können Heilpflanzen von Nutzen sein.

Selbstverständlich ist diese Empfehlung nur gültig, wenn die Menopause in einem normalen Alter eintritt. Im Falle einer verfrüht einsetzenden Menopause - beispielsweise infolge einer Operation - ist, wie oben erwähnt, eine Ersatzbehandlung bis zum Alter von 50 Jahren nötig.

3) Bleibt das Problem Osteoporose, das mehr Beachtung verdient (siehe 8. Kapitel). Mich erstaunt es, daß jemand glauben kann, Östrogene und Kalzium Sandoz könnten eine Ernährung, die aus denaturierten Lebensmitteln besteht, sowie mangelnde körperliche Bewegung wettmachen. Die Lebensmittelindustrie bringt uns durch die übertriebene Raffination unseres Getreides und der Lebensmittel im allgemeinen um wertvolle Mineralien und Vitamine, die unerläßliche katalytische Elemente darstellen. Die Bedeutung von körperlicher Bewegung wird von allen anerkannt, aber was die Ernährung betrifft, wird uns immer nur der Verzehr von Käse angepriesen - was nicht immer der beste Rat ist, jedoch der Milchindustrie zugute kommt!

ZWEITES KAPITEL

Die Übergangsphase

Ehe wir auf die Symptome zu sprechen kommen, die den Wechseljahren im allgemeinen zugeschrieben werden, und uns ihren Gründen und Linderungsmöglichkeiten zuwenden, wollen wir zunächst versuchen, die Gesamtheit des Phänomens Wechseljahre zu verstehen.

Die monatlichen Regelblutungen setzen bei einem jungen Mädchen ein, sobald es ein Körpergewicht von 35 bis 40 kg erreicht. Die Blutungen erfolgen aufgrund des Zusammenwirkens von Hypothalamus, Hypophyse und Eierstöcken. Die Menstruationen dauern - je nach Frau - bis zum Alter von 45 bis 55 Jahren an.

Von »Menopause« wird im allgemeinen gesprochen, wenn die Regelblutung seit mehr als einem Jahr nicht mehr erfolgt (die Vorsichtigeren warten zwei Jahre ab). Da die Tätigkeit der Eierstöcke in der Folge erheblich eingeschränkt ist, kommt kein Zyklus mehr zustande; auch eine Schwangerschaft ist dann natürlich nicht mehr möglich.

Den mehrere Jahre andauernden Zeitabschnitt vor und nach dem endgültigen Aufhören der Regelblutung nennen wir Perimenopause (mit Prä- und Postmenopause) oder Wechseljahre.

Wir unterscheiden drei Phasen

In der Pubertät setzen hormonelle Aktivität und Regelblutung nicht immer langsam und Schritt für Schritt ein. Deshalb erleben viele junge Frauen eine etwas chaotische Zeit mit unregelmäßigen Zyklen und Stimmungsschwankungen. Nähert sich diese hormonelle Funktion ihrem Ende, wird die Regelblutung seltener, und hört sie schließlich ganz auf, so vollzieht sich auch dieser Prozeß nicht immer harmonisch.

a) 35 bis 45 Jahre

In der Prämenopause registrieren die Frauen häufig, daß ihre Blutungen schwächer und ihre Zyklen kürzer werden (Verkürzung bis auf 21 Tage). Die Hormonfunktion ist bereits vermindert. Die Ovulation tritt früher ein, bei einem Zyklus von 21 Tagen am siebten Tag. Auch die zweite Zyklusphase ist oft verkürzt.

Doch auch das natürliche Gleichgewicht zwischen Östrogenen und Progesteronen kann gestört sein. Östrogene (es gibt verschiedene) sind Hormone, die der Brust, der Gebärmutter sowie der Schleimhaut in der Gebärmutter den Befehl zum Wachsen geben. Das Ablösen dieser Schleimhaut bildet die Regelblutung. Die Progesterone sollen ein Gegengewicht zu dieser Körperfunktion bilden. Sie erhalten die Schleimhaut während der zweiten Zyklusphase (mit einem eventuell befruchteten Ei), sie verhindern Kontraktionen, aber sie beugen auch einem Übermaß an Östrogenen vor, indem sie beispielsweise dem Befehl zum Wachstum, der den hormonabhängigen Organen (Brust, Gebärmutter) gegeben wird, entgegenwirken.

Das hormonelle Zusammenspiel ist ein Gleichgewicht widersprüchlicher Botschaften. So haben wir antidiuretische Hormone (die dafür sorgen, daß nicht zuviel Nierenflüssigkeit und Urin entstehen) und diuretische Hormone (die die Urinausscheidung dagegen fördern). Diese widersprüchlichen Botschaften halten das Gleichgewicht aufrecht. Während dieser Zeitspanne (35-45 Jahre) werden zuerst weniger Progesterone gebildet, wodurch die Östrogene in der Überzahl sind. Dadurch kann es zu übermäßig starken Regelblutungen, einem Spotting (Blutstropfen im Slip) zum Ende des Zyklus', einem Spannungsgefühl in den Brüsten und Wassereinlagerungen im

Unterleib kommen - das heißt, die wohlbekannten prämenstruellen Anzeichen machen sich stärker bemerkbar. Dieser relative Rückgang der Progesterone erklärt auch das Abnehmen der Fruchtbarkeit. Wenn dieses Ungleichgewicht über eine zu lange Zeitspanne anhält, können sich ein Fibrom oder Brustzysten herausbilden. Der Überschuß an Nahrung, die nicht verbrannt oder nach und nach ausgeschieden wird, lagert sich im Körper ein. Und die Östrogene fördern diese Fetteinlagerung in ihren Zielorganen.

Wenn 14 Tage nach der Ovulation keine Befruchtung stattgefunden hat, zerfallen die Gelbkörperzellen und produzieren keine Hormone mehr. Der Hormonspiegel im Blut fällt rasch ab. Der Körper mag kein ständiges Auf und Ab. Einige Stunden - oder auch Tage (maximal zwei) - ehe die Blutung einsetzt, kommt es vor, daß frau unkonzentriert ist, zu Tränenausbrüchen neigt oder auch - ganz im Gegenteil - ein Hochgefühl hat, Heißhunger verspürt, sich bei allem etwas ungeschickt anstellt, so daß Gläser zu Bruch gehen und die Mayonnaise einmal nicht gelingt. Auch die Ausscheidung geht heftiger als sonst vonstatten. Der Bauch schwillt zuerst wieder an, der Harndrang wird stärker, eine mögliche Verstopfung löst sich in einigen reichlichen oder auch sehr flüssigen Stühlen auf. Nicht selten wird diese plötzliche Entleerung von Kopfschmerzen begleitet. Die prämenstruellen Anzeichen sind wieder ausgeprägter.

b) 45 bis 55 Jahre

Im darauffolgenden Zeitabschnitt (45 bis 55 Jahre) geht auch der Östrogenanteil zurück, die Regelblutungen werden schwächer, von Zeit zu Zeit wird eine Menstruation übersprungen. Im letzten Jahr können die Blutungen noch alle sechs Monate auftreten, dann hören sie auf. Während dieser Periode treten möglicherweise Symptome wie Hitzewallungen auf, die zuweilen von Schlafstörungen oder Scheidentrockenheit begleitet werden. Im allgemeinen werden sie einem Rückgang der Östrogenproduktion zugesprochen. Doch treten diese Symptome nicht immer auf, und sie werden auch nicht nur von dem relativen Rückgang der Hormone verursacht.

Während dieser Periode, in der die Eierstöcke ihre Aktivität allmählich verringern, verstehen die im Gehirn liegenden Drüsen (Hypothalamus und Hypophyse) die an sie gesendete Botschaft nicht immer sofort. Und das aus gutem Grund; schließlich folgte der Organismus 30 Jahre lang folgendem Rhythmus: Die Eierstöcke traten auf Hypophysebefehl von FSH (Follikelstimulierendes Hormon) und LH (Luteinisierendes Hormon) in Aktion und schütteten dabei zuerst Östrogene und dann Progesterone aus. Der erhöhte Anteil beider Hormone im Blut befahl der Hypophyse (über den Hypothalamus), die Ausschüttung einzustellen. Dieser Vorgang trägt die Bezeichnung Feedback (Rückmeldung).

In den Wechseljahren wird diese Rückmeldung jedoch nicht mehr registriert. FSH und LH werden vermehrt ausgeschüttet. Wenn der Anteil dieser Hormone zu stark ansteigt, kommt es bei der betroffenen Frau zu gesundheitlichen Beeinträchtigungen. Diese Umwälzungen können sogenannte vegetative Symptome hervorrufen, die nicht vom Haupthirn, sondern vom primitiveren und autonomeren Reflexsystem abhängen, das unsere wichtigsten Körperfunktionen (Atmung, Herzschlag, Verdauung, Blutdruck usw.) steuert.

Der Faktor Ausscheidung

Die Leber hat die Aufgabe, die Hormone abzubauen. Zu normalen Zeiten wird sie um den Zeitpunkt der Ovulation herum - und unmittelbar vor der monatlichen Blutung - schon allein von dem Hormonanstieg stärker beansprucht, in den Wechseljahren gilt das daher umso mehr. Folglich ist es möglich, daß die recht strapazierte Leber schon durch ihre Arbeit an der Entgiftung von allem, was dem Körper zugeführt wird (Lebensmittel, Alkohol, Zigaretten) erschöpft ist. Ist unsere Ernährung zu schwer verdaulich, wird die Leber Mühe haben, die Hormone nach und nach abzutragen. Frau kann sich an ihren eigenen Hormonen vergiften und damit ihre Beschwerden verschlimmern.

Das heißt, die Wechseljahre sind nicht dazu geeignet, drakonische Diäten mit starker Gewichtsabnahme zu machen. Die Eierstöcke reagieren sehr empfindlich auf unzureichende Ernährung, insbesondere auf Mangel an Vitamin E und F (mehrfach ungesättigte Fettsäuren), die in kaltgepreßten Pflanzenölen enthalten sind, und zwar in abnehmender Reihenfolge in: Ölen aus echtem Lein, Weizenkeimen, Nachtkerzen, Borretsch, ferner Sonnenblumen, Disteln, Sesam, Wal- und Haselnuß, Weintraubenkernen. Zuwenig Vitamin E und F sind enthalten in Ölen aus Raps, Mais, Erdnüssen und Oliven. Allein dieser Mangel erklärt zuweilen hormonelle Funktionsstörungen wie schmerzhafte Regelblutungen, ja sogar Sterilität! Der zweite Grund, warum frau keine strengen Diäten durchführen sollte, ist, daß neben der geringen Hormonausschüttung, die weiterhin in den Eierstöcken stattfindet, auch die Nebennieren nach der Menopause weiterhin Steroide absondern. Diese Hormone werden im Fettgewebe des Körpers in Östrogene umgewandelt. In dieser Übergangsphase kann deshalb eine Gewichtszunahme von zwei, drei Kilo (um die Taille herum) mögliche Symptome lindern. Die Östrogenreduktion wird sich dann weniger stark bemerkbar machen als bei sehr schlanken, mageren Frauen.

Persönliche Erfahrung

Es wird immer behauptet, es sei wichtig, im Menopausenalter ein wenig Fleisch auf den Knochen zu haben, denn im Fett werden die Steroide in Östrogene umgewandelt - jene Östrogene, die unsere Eierstöcke nur noch in geringer Menge erzeugen. Doch dazu läßt sich wohl nichts Eindeutiges sagen. Ich selbst bin eher schlank, obwohl ich in den letzten zwei Jahren etwas zugenommen habe. Statt Größe 36 (bei 1,63 m) trage ich jetzt Größe 38. Und doch spüre ich wegen des verminderten Östrogenanteils (sieben Monate nach dem Aufhören der Regelblutung) nur geringe Auswirkungen. Daraus schließe ich, daß der Faktor Speck auf den Rippen nur einer unter vielen anderen ist, die es uns ermöglichen, in den Phasen der Perimenopause und Menopause genauso gut zu leben wie sonst.

c) Nach dem Aufhören der Regel

Die meisten Frauen trauern ihren Blutungen nicht nach, ebensowenig ihren Gefühlsschwankungen, vielleicht jedoch umso mehr ihrer Fruchtbarkeit, wenn sich ihre Identität auf die Gebärfähigkeit stützt. Jede Frau, ob sie Kinder hatte oder nicht, muß zur Kenntnis nehmen, daß sie nicht mehr fruchtbar ist, und diese Veränderung an sich akzeptieren. Dies ist auch der Augenblick im Leben, wo frau noch einmal einige wichtige Entscheidungen durch den Kopf gehen - über die Kinder, die sie gehabt hat oder auch nicht und über alle anderen Lebenspläne, die sie verwirklicht hat oder nicht. Das Bild, das wir von unserem Leben, von uns selbst haben, ist sehr wichtig für jede(n) von uns. Für Frauen ist diese Zeitspanne vor allem Gelegenheit, ihr Leben zu überdenken. In der Pubertät mußten sie sich in die Gruppe der Frauen einreihen, die Kinder gebären können, und nun müssen sie diese Gruppe wieder verlassen. Daraus ergeben sich wieder solche Fragen wie »Wer bin ich?« und »Warum bin ich auf der Welt?« Unweigerlich stellt sich die Frage: »Was ist eine Frau mit über 50 Jahren noch wert?« Wir wissen, daß Frauen, die mit sich selbst zufrieden und mit Dingen beschäftigt sind, die ihnen Selbstbestätigung geben, ihre Menopause im allgemeinen besser leben als Frauen, die wenig Selbstwertgefühl haben.

Diese persönliche Krise wird zuweilen durch äußere Umstände noch verstärkt. Kranke Eltern, die von einem abhängig sind oder sterben, Midlife-crisis oder berufliche Probleme des Partners/der Partnerin; auch bei den Kindern, die nun oftmals im Teenageralter sind, bleiben Krisen nicht aus! Spielen sich im Umfeld der Frau zu viele solcher Krisen ab, wird ihr die eigene Übergangsphase erschwert. Zahlreiche interdisziplinäre Fachgruppen haben sich mit den Beziehungen zwischen bestimmten Ereignissen im Leben und der Herausbildung von Krankheiten beschäftigt. Wichtige Einschnitte im Leben eines Menschen sind Heirat, Scheidung, Kündigung, Verlust einer geliebten Person, Umzug usw. Manchmal kommen gleich mehrere Dinge auf einmal. Ab einem gewissen Punkt wirkt Streß pathogen, das heißt krankheitserregend (1). Die Menopause allein ist schon kein geringer Schock!

Wir erleben momentan erneut, wie die Werbung mit marktschreierischen Mitteln darauf abzielt, jede Frau abhängig von einem Medikament zu machen, um den unausweichlichen Wechsel hinauszuzögern oder aufzuheben. Ohne die Bedeutung der Symptome, die während dieser Übergangsphase auftreten können, bagatellisieren zu wollen und ehe wir uns fragen, wie wir ihnen beikommen, müssen wir verstehen, warum alle anderen Übergänge (Pubertät/Ehe/Geburt) im Leben einer Frau ihren Wert erhöhen sollen, die Menopause jedoch nicht. Warum soll es negativ sein, von Aufgaben der Kindererziehung befreit zu sein und Zeit für andere, neue Dinge zu haben? Macht eine Frau, die nicht mehr von der Nachkommenschaft in Anspruch genommen wird, der Gesellschaft etwa angst?

Im vorchristlichen Europa wurden älteren Frauen Machtpositionen und große Verantwortungen übertragen. Diese Frauen waren in der Heilkunst tätig und arbeiteten als Hebammen. Sie leiteten Zeremonien bei unterschiedlichen Anlässen - von der Geburt bis zum Tod. Mit dem aufkommenden Christentum wurden sie entehrt, zu Verbrecherinnen abgestempelt und bei lebendigem Leibe verbrannt. Heute ist das Alter nicht mehr Synonym für Weisheit, Erfahrung und Reife, an denen die Alten die Jüngeren Anteil nehmen lassen. In unseren westlichen, sogenannten »entwickelten« Zivilisationen gilt eine Frau, die die Menopause hinter sich hat, als »unnütz«. Sie muß Angst haben, daß das Ende der Fruchtbarkeit auch das Ende der Sexualität und bald auch des Lebens bedeutet, denn Schönheit und Jugend sind die einzigen Erfolgschancen für eine Frau in unserer Gesellschaft. Beruht die Attraktivität einer Frau denn nicht auf ihrer Fruchtbarkeit?

Warum sollen die leicht ergrauten Schläfen des »reifen« Mannes vorteilhaft sein, während die Frau ihre unter einer Haartönung verschwinden lassen muß?

Wir wissen, daß die Frauen in Rajasthan (Indien) ihre Wechseljahre als positiv erleben, denn diese Zeitspanne bedeutet für sie einen Gewinn an Macht und Respekt in der Familienstruktur. Nun haben sie endlich das Recht, sich frei zu bewegen, Männer zu besuchen, mit ihnen zu essen und zu trinken. Sie sind von den Tabus befreit, die mit der Regelblutung einhergehen. Sie begreifen ihre Menopause also als eine Befreiung. Die zahlreichen Symptome, an denen die westlichen Frauen leiden, sind demnach auch kulturell bedingt und an das negative Image gebunden, das Frauen in unserer Gesellschaft haben, die älter als 50 Jahre sind (2).

Jahrhundertelang endete das Leben der Frauen schon vor der Menopause oder spätestens um diese Zeit herum. Erst seit relativ kurzer Zeit ist die Lebenserwartung von Frauen in Industrieländern auf 80 Jahre angestiegen, das heißt, nach der Menopause hat die Frau noch volle 30 Jahre vor sich. Und doch beginnt der Alterungsprozeß bereits im Alter von 35 Jahren mit einer Verlangsamung von Stoffwechsel und Zellerneuerung. Den Frauen wird also schon lange vor der Menopause bewußt, daß sie etwas für sich tun müssen, daß Ernährungsfehler oder Schlafmangel - oder gar eine durchwachte Nacht - nicht mehr spurlos an ihnen vorübergehen. Aber vielleicht meinen viele Frauen, dank einer besonders guten Konstitution oder einer gewissen Leichtsinnigkeit keinen Gedanken an so etwas verschwenden zu müssen. Diese Übergangsphase ist jedoch eine Gelegenheit, sich selbst mehr Zeit zu widmen. Vielleicht ist der Lebenseinschnitt ohnehin spektakulär genug, um unsere Aufmerksamkeit zu erregen! Doch Frauen fällt es nicht immer leicht, sich Zeit für sich selbst zu nehmen, denn wir sind dazu erzogen, die Bedürfnisse der anderen wichtiger zu nehmen als unsere eigenen. Und jede Veränderung dieser Lebenseinstellung bringt eine gewisse Verunsicherung mit sich.

Macht euch diese Jahre zunutze und lebt sie voll aus! Wie Annie Leclerc, die als erste davon sprach, welch ein Vergnügen es sei, während der Menstruation das Blut an sich herunterfließen zu fühlen anstatt diese Empfindung mit einem Tampon auszulöschen, so möchte ich die Frauen dazu ermuntern, diese Jahre intensiv zu leben und die damit einhergehenden Wandlungen positiv aufzunehmen. Eine neue Phase ist immer eine Chance, zu reifen und sich weiterzuentwickeln.

Vergeßt nicht: Ihr kommt jetzt in das **Alter der alten Hexen**. Es ist die Gelegenheit, sich mit Weisheit, einem neuen Gefühl der Freiheit, Entfaltung und Kreativität in Verbindung zu setzen. Aus dem Gefühl, Grenzen überschritten und seinen wahren Platz gefunden zu haben, entsteht Kraft.

Es ist notwendig, für diesen Übergang wieder positive Rituale zu erfinden, die frau ein gesteigertes Selbstwertgefühl geben, denn die Gesellschaft nimmt sie uns und zwingt jede Frau, ihre Geschichte allein mit sich auszumachen.

Machen wir Schluß mit einem letzten Mythos: Das Ende der Monatsblutung bedeutet nicht das Ende der Sexualität. Es gibt keine verkehrtere, dümmere Behauptung! Ganz im Gegenteil, die Sexualität ist nun von der Angst vor Schwangerschaft befreit. Die Libido wird von anderen Hormonen - wie den Androgenen* - unterstützt, die der Körper das ganze Leben lang erzeugt. Sex ist eine sehr gesunde Beschäftigung. Früher wirkte der Orgasmus unseren Menstruationsschmerzen entgegen, jetzt hält er die Vaginalschleimhaut und das kleine Becken feucht und gut durchblutet. Die sexuelle Lust hängt viel mehr von der Art der Beziehung und den allgemeinen Lebensumständen als vom Alter ab.

Wir benötigen neun Monate einer Schwangerschaft, um uns auf die Ankunft eines neuen Menschen vorzubereiten. Was die Menopause angeht, so erstreckt sie sich über mehrere Jahre und ermöglicht es uns so, sie allmählich anzunehmen und uns auf Wandlungen in Leben und Identität einzustellen.

Die Symptome

Die meisten Frauen können sich mit einfachen Pflanzenheilmitteln, Spurenelementen und Vitaminen Erleichterung von den Symptomen der Wechseljahre verschaffen. Das setzt voraus, daß wir unsere Symptome möglichst im Zusammenhang mit dem verstehen, was unseren Typ und unser Wesen ausmacht.

Die folgenden Vorschläge und Rezepte werden nicht unbedingt bei jeder Frau Wirkung zeigen. Die Naturheilkunde erfordert mehr persönlichen Einsatz von einer Frau als die Allopathie*, zum Beispiel, was die Ernährung und die Lebensweise angeht. Macht die Krise frau zu stark zu schaffen, kann sie sie veranlassen, Hormone zu nehmen. In der Praxis, in der ich arbeite, nehmen nur wenige Frauen Hormone, doch sollten wir sie nicht aus Prinzip ablehnen. Frau mag vorübergehend darauf zurückgreifen, wobei sie jedoch die Gegenanzeigen genau beachten und dafür sorgen sollte, daß sie bei der Behandlung von einer/m fachkundigen Ärztin/Arzt, die/der sie versteht, betreut wird.

Persönliche Erfahrungen

Dina

Ich habe den Verlauf meiner Menopause als ziemlich vielschichtigen Vorgang erlebt. Wir müssen zwei Dinge unterscheiden: das Aufhören der Regel, ein fast genau zu bestimmendes Phänomen, da es zu einem ganz präzisen Zeitpunkt erfolgt, und andererseits den langen Prozeß, der einige Jahre vor diesem Datum beginnt und noch lange weitergeht und mit Älterwerden umschrieben wird.

Meine Regel hat - meinem Krankenblatt zufolge - 1979 aufgehört; ich war damals 55. Schon zwei oder drei Jahre zuvor waren meine Blutungen sehr unregelmäßig geworden; manchmal blutete ich fast gar nicht, und die Periode dauerte nur drei Tage, ab und zu übersprang ich einen ganzen Monat. Jedenfalls machte mir die Menstruation schon vor ihrem endgültigen Aussetzen nicht mehr so sehr zu schaffen, wie es früher oft der Fall gewesen war: Damals litt ich an Kreuzschmerzen, einem Druckgefühl im Unterleib, hatte manchmal Durchfall und war gefühlsmäßig äußerst empfindsam.

Das Aufhören der Menstruation war daher für mich eine Befreiung, eine Erleichterung. Ich mußte nicht mehr daran denken, mich mit

Tampons einzudecken oder befürchten, daß die Blutung überraschend käme und ich Angst haben müßte, meine Kleidung würde schmutzig. Ich brauchte nicht mehr das Gefühl zu haben, drei, vier oder fünf Tage im Monat nicht ganz auf der Höhe zu sein.

Noch ein weiterer Vorteil: Ich muß auch nicht mehr daran denken, bei sexuellen Begegnungen ein Diaphragma einzuführen. Zwei oder drei Jahre zuvor hatte ich während einer Reise eine kurze Affäre gehabt und mein Diaphragma nicht eingesteckt. Daher war ich halbtot vor Angst, ich könnte mit 52 oder 53 noch einmal schwanger werden. Dieses eine Mal war ich überglücklich, als meine Regel kam!

Körperlich löste das Aufhören der Regel bei mir die Symptome aus, von denen so häufig gesprochen wird, insbesondere die Hitzewallungen. Ich nahm schon seit einigen Jahren zusätzlich Vitamine und Mineralien, und ich habe einfach die Vitamin E-Zufuhr (Alpha-, B-, Gamma-Tocopherol) täglich um 200 bis 400 internationale Einheiten erhöht. Ich war aktiv, sowohl in meinem Beruf als auch außerhalb der Arbeit. Ich hatte nicht das Gefühl, die Menopause verringere meine Energie, ganz im Gegenteil.

Andererseits erlebte ich zu dieser Zeit eine Periode gefühlsmäßiger Labilität, insbesondere mit Momenten der Orientierungslosigkeit. Manchmal fragte ich mich: Wozu das alles? War es der Effekt der Menopause, das heißt, der hormonellen Veränderung, die offenbar für Niedergeschlagenheit empfänglich macht, oder war es vielmehr eine absolut verständliche, normale Reaktion auf einige Ereignisse, die sich zur selben Zeit in meinem Leben abspielten, wie der Tod meiner Mutter, dann der Umzug meines Sohnes nach Frankreich, die Tatsache, zum ersten Mal seit der Zeit vor meiner Ehe, also seit 30 Jahren, wieder allein zu sein?

Um etwas gegen diese Depression zu unternehmen und auch, um mich mehr über die kommenden Folgen der Menopause zu informieren, über die Osteoporose zum Beispiel, begann ich, zu den wöchentlichen Treffen einer Frauengruppe zu gehen, bei denen wir über alle Probleme sprachen, die mit der Menopause zusammenhingen. Eine Krankenschwester des Genfer Frauengesundheitszentrums war bei den Treffen zugegen. Sie machte vor allem durch ihre wissenschaftlichen Kenntnisse im Bereich der Physiologie auf sich aufmerksam, denn sie war von uns allen die jüngste und die einzige, die sich noch nicht in der Menopause befand.

Gemäß der Tradition der feministischen »Selbsterfahrungsgruppen« der 70er Jahre haben wir angefangen, uns gegenseitig unsere persönlichen Erlebnisse und Erfahrungen zu erzählen, die Symptome, die wir an uns feststellten sowie die Probleme, die mit der Menopause zusammenhingen. Davon ausgehend begannen wir, verschiedene wissenschaftliche Texte zusammen durchzuarbeiten und anderes Material über Heilmittel oder Gegenmaßnahmen, die wir - vor allem zur Vorbeugung der Osteoporose - ausprobieren konnten.

Manche von uns wollten versuchsweise Ersatzhormone nehmen, andere sprachen sich dagegen aus. Wie auch immer - diese Treffen haben uns sehr geholfen, da sie uns das Gefühl vermittelten, daß jede von uns nicht allein mit ihren eigenen Problemen war.

Ich habe beschlossen, ohne Ersatzhormone auszukommen. Ich habe weiterhin regelmäßig meine Vitamin- und Mineralstoffzusätze genommen - etwas mehr Vitamin E und ein spezielles Kalziumpräparat, in dem auch Magnesium und Zink enthalten waren (auf 1 Gramm Kalzium kommen 400 Milligramm Magnesium).

Ich bin jetzt 70. Der Densitometrietest, den ich letztes Jahr gemacht habe, ergab, daß ich etwas Knochenmasse verloren habe; ich versuche, den Rat »weniger Tee und Kaffee, jeden Tag Gymnastik« zu befolgen. Es gelingt mir nicht immer, denn ich übe immer noch meinen Beruf aus; ich sitze bei der Arbeit und bin häufig Streß ausgesetzt.

Unter den Merkmalen des Älterwerdens, die ich an mir feststelle, ist natürlich die berühmte Trockenheit der Schleimhäute - nicht nur der Vagina, sondern auch der Nasenschleimhäute und, wenn auch selten, des Auges. Natürlich gibt es dagegen Tropfen für die Nase und »künstliche Tränen« für die Augen. Zudem hat sich die Beschaffenheit meiner

Haare verändert - sie sind »weicher«, feiner, spärlicher geworden. Meine Zähne sind zwar in relativ gutem Zustand, aber von 50 Jahren Nikotingenuß gelb. Vor zwei Jahren habe ich mit dem Rauchen aufgehört.

Bei den Veränderungen meiner äußeren Erscheinung hat mir am meisten Kummer bereitet - ich habe das wirklich als Tiefschlag empfunden - daß ich allmählich meine Schamhaare verlor. Durch nichts war ich darauf vorbereitet gewesen. Niemand hatte es je erwähnt - nicht einmal in meiner Frauengruppe. Als ich sah, wie mein magisches Dreieck nach und nach immer kahler wurde, nahm ich mir vor, in nächster Zeit einen Dermatologen aufzusuchen. Zum Glück griff die Vorsehung in meine privaten Angelegenheiten ein und ersparte mir so die peinliche Szene, die sich sicherlich ergeben hätte. »Nun ja, gnädige Frau«, hätte der Dermatologe mit einem mitleidigen Lächeln gesagt, »in IHREM ALTER ist das ein ganz normales Phänomen«.

Die Vorhersehung kam in diesem Fall in Gestalt unserer Schirmherrin Simone de Beauvoir mit ihrem Buch »Ein sanfter Tod«. Sie beschreibt darin die Krankheit und den Tod ihrer Mutter, und mir stockte der Atem, als ich las: »Das kahle Schambein meiner Mutter«. Es war also nicht nur mir passiert! Daraufhin erkundigte ich mich und erhielt die Bestätigung: Ja, genauso wie die Frau in der Pubertät Schamhaare bekommt, verliert sie sie in den Wechseljahren.

Und sonst? Von Zeit zu Zeit habe ich etwas arthritische Gelenkschmerzen. Aber ansonsten geht es mir ziemlich gut, ich hoffe, es bleibt so!

Janet

Mein ganzes Leben lang war mein Organismus regelmäßig wie eine Uhr. Seit ich zwölf Jahre alt war, hatte ich, von einigen Ausnahmefällen abgesehen, 26-Tage-Zyklen gehabt. Als meine Zyklen dann im Alter von Mitte 40 eigenartig und unregelmäßig wurden, hatte das etwas Beunruhigendes. Unerklärliche und erschreckende Dinge begannen mit mir zu geschehen - sehr starke Blutungen, so stark, daß ich mich fragte, ob ich ganz ausbluten würde; unglaublich lange Blutungen, die sich so lange hinzogen, daß die folgende kam, ehe die vorhergehende zuende war; unregelmäßige Blutungen, die zuweilen drei Monate aussetzten und die, wenn sie dann kamen, wochenlang andauerten; Tag und Nacht Hitzewallungen mit starken Schweißausbrüchen; plötzliche, unmotivierte Depressionen und Schmerzen im Unterleib, wie ich sie als junges Mädchen gehabt hatte.

Ich begann, mit Freundinnen, die die Menopause schon hinter sich hatten, darüber zu sprechen und alles zu lesen, was ich dazu finden konnte. Ich wollte die kollektive Weisheit unserer Ahninnen ergründen, um zu lernen, wie sie die Veränderungen, die sie erfuhren, gemeistert hatten, und eine Vorstellung von den möglicherweise bizarren Symptomen zu bekommen, die meiner noch harrten. Meine Erkenntnisse waren tröstlich und aufschlußreich. Das erste, was ich lernte, war, daß all diese Erfahrungen äußerst unterschiedlich sein konnten. Bei der einen Frau hatte die Blutung mit einem Mal aufgehört, ohne irgendwelche Probleme zu bereiten; das war sehr interessant zu hören, wenn auch nicht besonders hilfreich, denn bei mir war es offensichtlich anders. Und genau diese Frau hatte als einzige von allen, die ich kenne, danach mit Osteoporose zu kämpfen, die ihre Knochen äußerst zerbrechlich werden ließ.

Als ich eine andere Freundin über ihre Menopause befragte, hat sie die Augen verdreht und mir erzählt, daß sie sieben schreckliche Jahre vor der Menopause und sieben schreckliche Jahre danach durchlebt hatte. Eine andere erzählte mir, daß sie im Alter von 46 Jahren innerhalb einer einzigen Stunde ihr gesamtes Menstruationsblut verlor, wobei sie sich unglücklicherweise auch noch in einem Restaurant befand, in dem sie überall ihre Blutspuren hinterließ, bis hin zu ihren Schuhen, die ebenfalls voller Blut waren und auf ihrem gesamten Heimweg Flecken hinterließen.

Eine Frau hatte fliegende Hitze und so starke Schweißausbrüche gehabt, daß sie keine Sekunde zögerte, Ersatzöstrogene zu nehmen. Den besten Rat habe ich von einer Freundin gehört, die wegen ihrer fürchterlichen Hitzewallungen eine Gynäkologin »alter Schule« aufgesucht hatte; die

Ärztin hatte eine Schublade geöffnet und einen japanischen Fächer herausgeholt, um der Patientin etwas Kühlung zuzufächeln. Das war ein hervorragender Rat, und seither habe ich immer einen Fächer bei mir. Ich habe den Tip an einem Tag während einer Versammlung in einem klimatisierten Konferenzsaal beherzigt. Als mich eine Wallung überkam, die mir schier die Luft nahm, zog ich meine Jacke aus und benutzte meinen Fächer jedesmal, wenn mein inneres Thermometer anstieg. Und ich legte ihn weg, wenn die Wallung wieder aufhörte. Ebenfalls ein guter Rat für Frauen ist es, sich so anzuziehen, daß sie problemlos ein paar Kleidungsstücke ablegen können.

Ich habe Ideen gesammelt, um herauszufinden, wie ich meine emotionalen Hochs und Tiefs meistern kann, ohne Psychopharmaka nehmen zu müssen, und mit den Hitzewallungen umgehen lerne, ohne Östrogene zu schlucken. All diese Ratschläge zusammengenommen sind ein Rezept, mit denen Frauen in jedem Alter ohne Unannehmlichkeiten leben können. Aber für eine Frau, die eine Phase durchmacht, die mit dem Älterwerden zu tun hat, kann es einen Unterschied wie zwischen Leben und Tod bedeuten, wenn sie wieder Ordnung in ihr Leben zu bringen vermag.

Hier ist eine Zusammenfassung dieser kollektiven Weisheit: Wenn ihr unter Nachtschweiß leidet, dann sorgt dafür, daß ihr einige T-Shirts in Greifnähe habt, damit ihr euch rasch umziehen könnt; nehmt eine bequeme Haltung ein und steckt eure Füße aus der Decke, das schafft Kühlung. Für die Gesundheit im allgemeinen solltet ihr Vitamin E, Kalzium und andere Vitamine nehmen; eßt viel frisches Obst, Gemüse und Getreide, vermeidet übermäßigen Genuß von Kaffee, Alkohol, Zucker und zu stark raffinierte Nahrungsmittel; treibt regelmäßig etwas Sport. Wegen der gewöhnlichen Menopausensymptome solltet ihr Sojaprodukte essen und Dong Quai-Tee trinken (der chinesische Engelwurz). Um auch geistig fit zu bleiben, umgebt euch mit angenehmen Menschen, die euch Unterstützung und Verständnis entgegenbringen. Und für alle Eventualitäten vergeßt nicht, daß es PsychotherapeutInnen gibt, die euch dabei helfen können, mit Gefühlens des Verlustes, der Niedergeschlagenheit und anderen emotionalen Schwierigkeiten fertig zu werden, die euch vielleicht das Leben schwermachen. Entfaltet eure Talente, laßt eurer kreativen Energie freien Lauf und achtet darauf, daß ihr diese Phase eures Lebens in vollen Zügen ausschöpft. Noch ein letzter Rat: Nehmt überall, wohin ihr geht, Hygienebinden mit!

Frau sollte ihren Sinn für Humor nicht vergessen, auch wenn die Dinge vollkommen anders laufen als geplant. Einmal hatte ich einen zweiwöchigen Ägyptenurlaub mit einigen Tagen Schiffahrt auf dem Nil gebucht (auf einem Schiff ohne Motor und auch sonst ohne jeglichen Komfort). Ich hatte gebetet, meine Menstruation möge vor der Abreise kommen und auch wieder aufhören, aber als hätte sie sich gegen mich verschworen, begann sie genau am Tag meiner Abreise, und in der nordafrikanischen Hitze hatte ich eine der stärksten Blutungen, die ich je erlebte. Mein Blut ergoß sich über ganz Ägypten, ich habe mitten in der Nacht die fruchtbare Landschaft durchtränkt, regelrecht explosionsartig strömte es in einem Restaurant durch einen Tampon und mehrere Hygienebinden hindurch und tropfte meine Beine hinunter, als ich auf die Toilette rannte. Im darauffolgenden Jahr habe ich dann ganz Bolivien durchtränkt, die schlimmsten Tage verbrachte ich in einem Hotel, dessen Wasserleitung defekt war. Und einmal, als ich eine Ausstellung eröffnete, blutete ich so stark, daß ich dachte, mein Blut würde gleich vom Sessel rinnen.

Die wichtigste Lektion, die mir die Menopause erteilte, war, auf alles gefaßt zu sein und es mit einer gehörigen Portion Humor hinzunehmen. Auch sollte eine Frau angemessen gynäkologisch betreut und behandelt werden, damit sie ungefähr weiß, was auf sie zukommen kann und so wenig Angst, Erschöpfung, Niedergeschlagenheit und gesundheitliche Beeinträchtigung wie irgend möglich erlebt. In den Büchern über die Wechseljahre steht, daß diese Lebensphase die Zeit sein sollte zu lernen, reif zu werden und zum eigentlichen Kern der Persönlichkeit vorzudringen. Das ist nicht immer einfach, aber es ist ganz sicher der Mühe wert.

Das Team des Frauengesundheitszentrums hat meine gynäkologischen Probleme und die Symptome meiner Wechseljahre mit Präparaten auf pflanzlicher Basis, ayurverdischen Heilmitteln, Spurenelementen und Akupunktur behandelt anstatt mit Chirurgie, Hormonen oder stimmungsverändernden Psychopharmaka; und genauso will ich auch weitermachen. Anstatt überstürzt nach Östrogenen zu greifen, von denen in meinem Fall ohnehin abzuraten ist, stelle ich mir die Hitzewallungen und die Schweißausbrüche gerne als Energie- und Kraftschübe vor, als »Epiphanien«, wie manche sie nennen. Als seien es besondere Reinigungsriten, eine Art, den Körper durch die Haut von Giftstoffen zu befreien und die Seele zu läutern. Bei jedem Schweißausbruch denke ich daran, daß die Frauen zu allen Zeiten Mittel und Wege gefunden haben, um diese bisweilen schwierigen Phasen zu meistern. Und ich sage mir, daß ich glücklich bin, am Leben zu sein - glühend, schwitzend, manchmal auch traurig, aber auch heiter und lachend - und daß ich mich verbunden fühle mit den Gezeiten des Lebens.

DRITTES KAPITEL

Erneutes Auftreten prämenstrueller Symptome und zu starke Regelblutungen

35 bis 45 Jahre

Wir wollen hier ein Thema aufnehmen, das in meinem Buch *Naturheilkunde in der Gynäkologie, Ein Handbuch für Frauen* (siehe dazu Allgemeine Literaturhinweise) ausführlich behandelt wird. Die folgenden Empfehlungen richten sich an Frauen zwischen 35 und 45 Jahren, bei denen die Progesteronproduktion abzunehmen beginnt. Sie sind aber auch gültig für ältere Frauen, bei denen die Östrogenproduktion nachläßt und die Menstruationen seltener werden – auch wenn die Blutungen nur noch alle sechs Monate kommen, können sie zu stark sein!

Gegen den relativen Östrogenüberschuß und die damit verbundenen Symptome: zu starke oder schmerzhafte Blutungen, Neigung zu Infektionen, Spannungsgefühl in den Brüsten, Zysten ... hier einige Pflanzen:

Progesteronähnliche Pflanzen*:

- **Frauenmantel** (Alchemilla vulgaris) Adstringens*, erleichtert die Verdauung, Diuretikum*, entschlackt* die Organe (Leber), wirkt gezielt auf die weiblichen Sexualorgane, Beruhigungsmittel.

- **Schafgarbe** (Achillea millefolium) wirkt kräftigend, krampflösend, beruhigend, diuretisch, (alle progesteronähnlichen Pflanzen scheinen diesen Effekt zu haben).

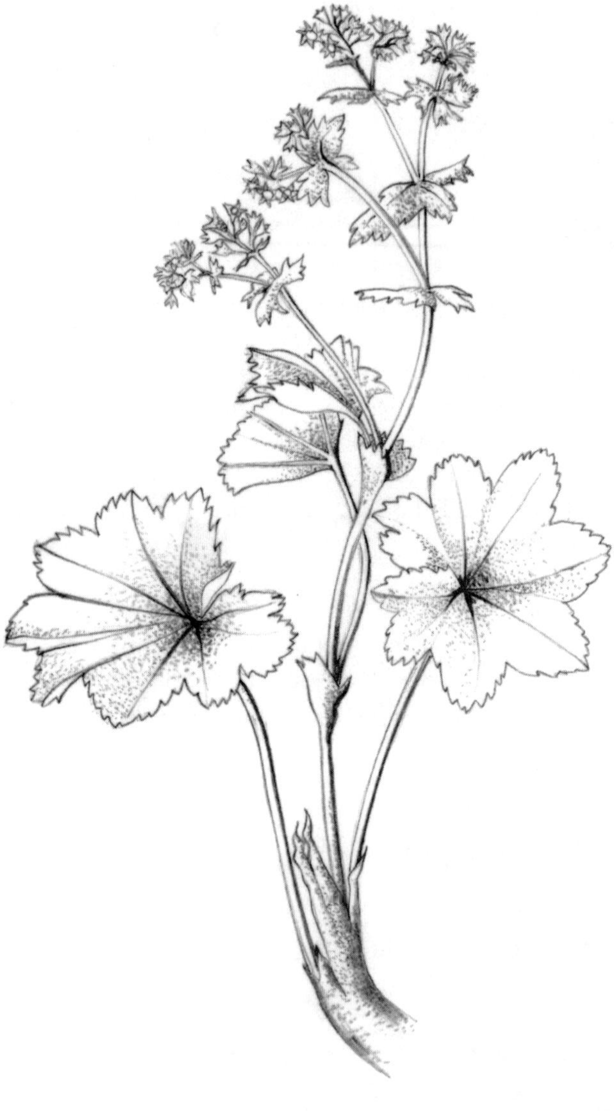

Frauenmantel

- **Mönchspfeffer** (Vitex agnus castus), krampflösend, wirkt ausgleichend auf das System von Vagus* und Sympathikus*, hemmt die Funktion der Hypophyse, allgemeines Beruhigungsmittel.

- **Steinsamen** (Lithospermum officinale) hemmt ebenfalls die Funktion der Hypophyse, wirkt auf die Achse Schilddrüse - Eierstock, diuretisch.

- **Stechwinde** (Smilax aspera oder Sarsaparilla) entschlackend, entwässernd; bei Erbrechen und Kopfschmerzen, hervorgerufen durch Harnstoffüberschuß.

Verwendung: Jeweils eine der Pflanzen in Urtinktur*, morgens 25 Tropfen auf nüchternen Magen oder 1:10 verdünnt in einem Kombinationspräparat, zusammen mit anderen hormonregulierenden Pflanzen, wie z.B.:

- **Himbeere** (Rubus idaeus), östrogenähnlich*, bei starken und schmerzhaften Blutungen, Halsschmerzen.

- **Schwarze Johannisbeere** (Ribes nigrum), entzündungshemmend, regt Leber, Milz und Nieren an, bei Kälteempfindlichkeit, schwachen Blutungen.

Verwendung: Glyzerinmazerat* aus Knospen* in D1: 50 Tropfen morgens, auf nüchternen Magen.

Beispiel für ein Kombinationsmittel: Glyzerinmazerat aus Knospen der Himbeere oder der Schwarzen Johannisbeere mit

Urtinktur Frauenmantel
Urtinktur Steinsamen
Urtinktur Mönchspfeffer aa* 10 g
Urtinktur Schafgarbe
in Alkohollösung von Weißdorn D1 qsp* 100 ml, 50 Tropfen morgens nüchtern einnehmen.

Zur Unterstützung der Leber und der übrigen Ausscheidungsorgane, zur Linderung des Blutandrangs im Becken und gegen Kopfschmerzen, als appetitanregende Vorspeise mit entschlackender Wirkung oder als Urtinktur:

Artischocke (Cynara scolymus), **Löwenzahn** (Taraxacum officinale), Radieschen, Olive, Rosmarin, Goldrute, Lindenblüten, Feldstiefmütterchen, Heidekraut, Bärentraube.

Bei Spannungsgefühl in den Brüsten sehr wirksam:

- **Birke** (Betula pubescens)

verwendet wird: die Knospe
Eigenschaften: Wie die Betula alba, von der auch die Blüten, die Rinde und der Saft verwendet werden, ist die Betula pubescens harntreibend, blutreinigend und schweißtreibend; doch in Knospenform löst sie vor allem Lymphknoten* auf und entwässert das retikuloendotheliale System (RES)*.
Indikationen: Spannungen in den Brüsten, aber auch bei Ödemen (Wasseransammlungen im Gewebe) im Zusammenhang mit Herz-Nieren-Erkrankungen, Kopfschmerzen, Rheuma, Neigung zu Harnsteinbildung, Fettleibigkeit, Arthritis, Albuminurie (erhöhte Eiweißausscheidung im Urin) und erhöhtem Cholesterinspiegel im Blut.
Verwendung: Glyzerinmazerat aus den Knospen D1; 50 Tropfen, zwei- bis dreimal täglich.

- **Seifenkraut** (Saponaria officinalis)

verwendet wird: die ganze Pflanze
Eigenschaften: blutreinigend, harntreibend, schweißtreibend, vermehrt die Sekretion von Leber und Galle.
Indikationen: Lymphdrüsenentzündung, Herpes, Hautausschläge, Rheuma, Erkrankungen der Harnwege und der Leber, evtl. bei Krebs.
Verwendung als Sud*: 15 g pro Liter; muß kurz gekocht werden (2 Minuten, danach sofort abseihen). Die Pflanze darf sich nicht zersetzen, denn in dieser Form kann sie *giftig* sein.
Als Urtinktur: 1:10 verdünnt, so kann sie gefahrlos eingenommen werden.

Bei zu starken Blutungen:

Wir haben gesehen, was zwischen den Regelblutungen getan werden kann; wenn es dafür zu spät ist, müssen blutstillende Mittel in Betracht gezogen werden:

- **Zitrone** (Citrus limonum) - die Schale bei Blutklümpchen und **Cistrose** (Cistus ladaniferus) bei Hämorrhagien*; beide als ätherische Öle*: 1:10 in Dispersion verdünnt, 10 Tropfen nach jeder Mahlzeit und für die Massage des Genitalbereichs pur verwenden.

Zur Erinnerung: Kleine Bibernelle und verwandte Pflanzen (Beinwell [Schwarzwurz], Eisenkraut, Berberitze, Ratanhiawurzel, Hamamelis, Besenginster) als Urtinkturen (siehe dazu *Naturheilkunde in der Gynäkologie, Ein Handbuch für Frauen*).

Legt frau kurz vor Beginn der Menstruation einen Fastentag ein oder hält Mono-Diät (den ganzen Tag dasselbe Nahrungsmittel: im Sommer eine Frucht, im Winter eine Getreideart), kann sie damit ebenfalls übermäßigen Blutungen vorbeugen, ohne daß Mangelerscheinungen auftreten.

VIERTES KAPITEL

Hitzewallungen

Was ist eine Hitzewallung? Ein Gefühl plötzlich auftretender Hitze, die in der Brust beginnt und sich bis über den Kopf ausbreitet, zuweilen von Rötungen begleitet; sie kann aber auch als Unwohlsein in Erscheinung treten. Die Hitzewallung dauert einige Minuten, führt zu starkem Schweißausbruch und anschließendem Frösteln. Manchmal kündet sich die »fliegende Hitze« auch durch ein Prickeln oder Kribbeln in Armen und Beinen oder eine besondere Erregbarkeit an, zuweilen tritt sie ganz plötzlich auf.

Die Hitzewallung wird mit den hormonellen Veränderungen assoziiert, die manche Frauen, wenn auch weniger heftig, schon beim Eintreten der Blutung erleben. Doch die Hitzewallung ist vor allem eine neurovegetative Erscheinung (die die Reflexe betrifft, welche unsere wichtigsten Körperfunktionen steuern: Atmung, Herzschlag, Blutdruck); sie wirkt auf das Gefäßsystem. Das neurovegetative System* wird von den hormonellen Veränderungen in Mitleidenschaft gezogen, und das Gefäßsystem folgt unbewußt den anscheinend planlosen Befehlen, die das neurovegetative System ihm gibt: Die Kapillaren weiten sich schlagartig, dadurch kommt es zu Hitze und Schweißausbrüchen, dann ziehen sie sich wieder zusammen und lösen so ein Kältegefühl aus.

So viele Jahre lang haben wir darauf geachtet, daß niemand merkt, wenn wir unsere Blutungen hatten und so getan, als wären es Tage wie alle anderen, und nun fällt es uns schwer zu verbergen, daß sie nicht mehr kommen! Wir haben das dringende Bedürfnis, das Fenster zu öffnen, wohingegen die anderen finden, daß es doch gar nicht so warm ist. Wir müssen uns Kühlung zufächeln, etwas Kaltes trinken... und dann verschwindet das Hitzegefühl, wie es gekommen ist. Nachts kann es uns wecken, und manchmal schwitzen wir so sehr, daß wir die Kleidung wechseln müssen. Es ist gut verständlich, warum Frauen, die häufige nächtliche Wallungen haben, Gefahr laufen, Schlafstörungen zu bekommen. Natürlich ist das von Frau zu Frau unterschiedlich: Weder haben wir alle dasselbe Gefäßsystem noch denselben Schlaf und noch weniger dieselbe Fähigkeit, uns auf die veränderten Körperbedingungen umzustellen - vor und nach der Menopause.

Im Grunde ist es eine phantastische Energieentladung, für die Umgebung ein regelrechter Ofen (vor allem im Bett). Aber es ist vollkommen ungefährlich, und es ist möglich, sich daran zu gewöhnen, sobald der Überraschungseffekt einmal vorüber ist!

Die Hitzewallungen sind kurz und dauern von wenigen Sekunden bis hin zu einigen Minuten. Sie sind stärker bei Frauen, bei denen die Einleitung der Menopause auf chirurgischem oder medikamentösem (Chemotherapie) Wege erfolgte, denn dann setzt die hormonelle Veränderung viel brüsker ein als bei einer normalen Menopause. Wie wir oben gesehen haben, sind mollige Frauen besser vor Hitzewallungen und anderen Symptomen geschützt, die direkt mit der hormonellen Umstellung verbunden sind, als magere, denn die Fülligeren synthetisieren Östrogene in ihrem Fettgewebe, und zwar aus Steroiden, die das ganze übrige Leben von den Nebennieren ausgeschüttet werden.

Wir wissen, daß, abgesehen von der hormonellen Umstellung, auch Streß oder eine starke Gefühlsregung eine Hitzewallung auslösen können, aber Genaueres darüber ist nicht bekannt. Ist es ein Zeichen für eine Adaptionsstörung oder ein etwas drastischer Versuch des Körpers, die verschiedenen Funktionen wieder aufeinander abzustimmen und ins Lot zu bringen?

Die Hitzewallungen begleiten die seltener werdenden Blutungen und können sich noch einige Jahre bis nach dem Aufhören der Regelblutung hinziehen. Im großen und ganzen dauern sie bei den meisten Frauen zwischen zwei Monaten bis zwei Jahren, selten länger.

Persönliche Erfahrung

Seit sieben Monaten habe ich keine Regelblutungen mehr. Ich bin 50 Jahre alt, und ich frage mich gespannt: Werden sie noch einmal kommen oder bin ich nun bald in der Menopause? Momentan verspüre ich nichts Außergewöhnliches trotz der sommerlichen Hitze, aber in den vorangegangenen Monaten hatte ich in Abständen von einigen Wochen Hitzewallungen. Sie waren kurz (dauerten vielleicht eine Minute lang), nicht sehr stark (ich mußte mich nicht abtrocknen), jedoch sehr häufig. Manchmal waren es mehr als zwanzig an einem einzigen Tag. Aber sie behelligten mich so wenig, daß ich keine Lust hatte, ein Medikament zu nehmen; das hätte ich als unnötig und lästig empfunden. Die Hitzewallungen weckten mich nachts auf, ich deckte mich auf und schlief gleich danach wieder ein, bis zur nächsten. Zwischenzeitlich deckte ich mich ohne es zu merken wieder zu. Am Morgen wachte ich ausgeruht wieder auf: ich hatte genug geschlafen. Dennoch gingen mir diese nächtlichen Hitzeschübe manchmal auf die Nerven. Ich habe nachgedacht, und es ist mir klargeworden, daß ich mein ganzes Leben lang einen ausgezeichneten Schlaf gehabt hatte. Nicht mehr eine ganze Nacht durchschlafen zu können, war ein lästiger Gedanke. Ich und Schlaflosigkeit? Unvorstellbar! Sobald ich das einmal begriffen hatte, verschwand meine Nervosität. Die täglichen Hitzewallungen störten mich nur selten. Wenn sie zu stark wurden, benutzte ich mit Vergnügen meinen Fächer. Ein Mittel, das garantiert keine Nebenwirkungen hat. Aber eine Frau muß auch vor möglichen kritischen Augen anderer zu ihren Hitzewallungen und ihren Wechseljahren stehen. Nein, es ist kein Makel, es ist keine Unzulänglichkeit, nein, es ist kein Grund zur Scham. Ich bin in dem Alter, in dem eine Frau Hitzewallungen hat, und muß das vor niemandem verbergen. Warum sollte ich so tun, als spielte sich überhaupt nichts in meinem Körper ab? Die, denen das nicht paßt, können mich gern haben! Ich bekenne mich zu meinem Körper und all seinen Reaktionen.

Was soll frau bei Hitzewallungen tun?

Sich nicht genieren und das Fenster öffnen und dabei ganz ruhig sagen: »Ich habe eine Hitzewallung«, oder sich mit allen möglichen Mitteln Kühlung verschaffen: kalten Getränken, Eiswürfeln, spanischen oder japanischen Fächern...

Zu den **Substanzen, die Hitzewallungen auslösen** können und deshalb zu vermeiden sind, gehören: Alkohol, Schokolade, Salz und Gewürze, Tabak, Kaffee. Jede sollte ihre eigenen Beobachtungen machen und sich dabei fragen, was sie getrunken oder gegessen hat oder ob ihr zuvor irgendetwas Besonderes zugestoßen ist. Will mir der Hitzeschub etwas sagen?

Sportliche Betätigung verringert dagegen die unangenehmen Auswirkungen der Menopause, insbesondere die Hitzewallungen. Sport und Gymnastik kräftigen wegen der damit verbundenen besseren Durchblutung die Gefäße sowie auch alle anderen Organe. Durch die Anstrengung wird auch das Zentrum gekräftigt, von dem aus Temperatur und Adaptionsfähigkeit des Körpers gesteuert werden.

Wir müssen uns an die Wichtigkeit von **Vitamin E** und der mehrfach ungesättigten Fettsäuren erinnern (von Frau Doktor Kousmine auch Vitamin F genannt). Diese lebenswichtigen Substanzen, die wir in kaltgepreßten Ölen finden, sind für alle Gewebe wichtig, besonders aber für Herz und Gefäße und die Eierstöcke. Das Vitamin E wird auch Fruchtbarkeitsvitamin genannt, es ist festgestellt worden, daß ein Mangel daran Sterilität zur Folge haben kann, für die es ansonsten keine Erklärung gab.

Die besten Öle, um einen Mangel an beiden Vitaminen zu verhindern, sind Leinöl, Weizenkeimöl, Nachtkerzenöl und Borretschöl. Da alle vier einen sehr ausgeprägten Geschmack haben, können wir sie schwerlich unter die täglichen Nahrungsmittel mischen. Leinöl kann als Emulsion möglicherweise unter Kefir und Joghurt, Weizenkeimöl in den Salat gegeben werden, ansonsten nimmt frau diese Öle als Nahrungszusätze in Kapselform (mindestens zweimal täglich zwei Kapseln) oder löffelweise wie den Lebertran unserer Großmütter. Bei der täglichen Nahrungszubereitung verwenden wir kaltgepreßte Öle, damit die Vitamine darin nicht abgetötet werden: Sonnenblumenöl, Distelöl, Sesamöl, Hasel- und Walnußöl oder Traubenkernöl. Wie schon erwähnt, sind Mais-, Raps- und Olivenöl arm an Vitamin E und F. Olivenöl hat, neben seinem guten Geschmack, den Vorteil, daß es den Cholesterinspiegel senkt und daher bei Herz- und Gefäßkrankheiten sehr zu empfehlen ist; auch entwässert es die Galle; da jedoch sein Vitamingehalt gering ist, mischt man es für den Salat mit Walnuß- oder Haselnußöl. Und da mindestens ein, zwei Eßlöffel pro Tag empfohlen werden, sollten die Öle nicht nur für den Salat verwendet, sondern auch über Gemüse und Getreide gegeben werden, und zwar erst kurz bevor sie auf den Tisch kommen (damit sie sich nicht erwärmen).

Spurenelemente:

- **Zink-Nickel-Kobalt** (Zn-Ni-Co) bei Adaptionsstörungen (funktionelle, endokrine Störungen), sie regulieren das vegetative Nervensystem sowie die Funktionen von Bauchspeicheldrüse, Milz, Hypophyse und Nebennieren. Die Kombination ist bei Unwohlsein und Heißhunger angezeigt. Sie steht in Beziehung zum Element ERDE in der chinesischen Heilkunde.

- **Zink-Kupfer** (Zn-Cu) sind ebenfalls Spurenelemente, die bei Adaptionsstörungen angezeigt sind, sie regulieren das vegetative Nervensystem bei Hitzewallungen. In der chinesischen Heilkunde stehen sie in Beziehung mit dem chinesischen Element HIMMEL. Gegenanzeigen: Krebs, Tuberkulose.

Verwendung: Im Handel sind Spurenelemente in unterschiedlichen Darreichungsformen, als Säfte und Tabletten. Sie werden morgens, auf nüchternen Magen, unter die Zunge gegeben.

Bei Adaptionsstörungen kann auch **Akupunktur** wirksame Hilfe bieten.

Pflanzen:

Die Pflanzen, die bei Hitzewallungen empfohlen werden, sind östrogenähnlich; sie wirken auf den Kreislauf und sind beruhigend:

- **Steinklee** (Melilotus officinalis)

Verwendet werden: obere blühende Teile
Eigenschaften: krampflösend, wirkt ausgleichend auf den Sympathikus, Beruhigungsmittel, wirkt harntreibend und antiseptisch auf die Harnwege, Mittel gegen Blutgerinnung.
Indikationen: Hitzewallungen, vor allem im Bereich des Kopfes, Schlafstörungen, Nervosität, Melancholie, Krampfhusten, Erkrankungen der Harnwege, Blutandrang, Venenentzündung.
Äußerlich*: bei Augenbeschwerden
Verwendung: Aufguß*: ein Teelöffel pro Tasse, 2-3 Tassen pro Tag; integrale Frischpflanzensuspension*: 2 Maßeinheiten pro Tag.
Tinktur: 45 bis 90 Tropfen täglich, besser noch 1:10 verdünnt (siehe Rezept am Ende des Kapitels).

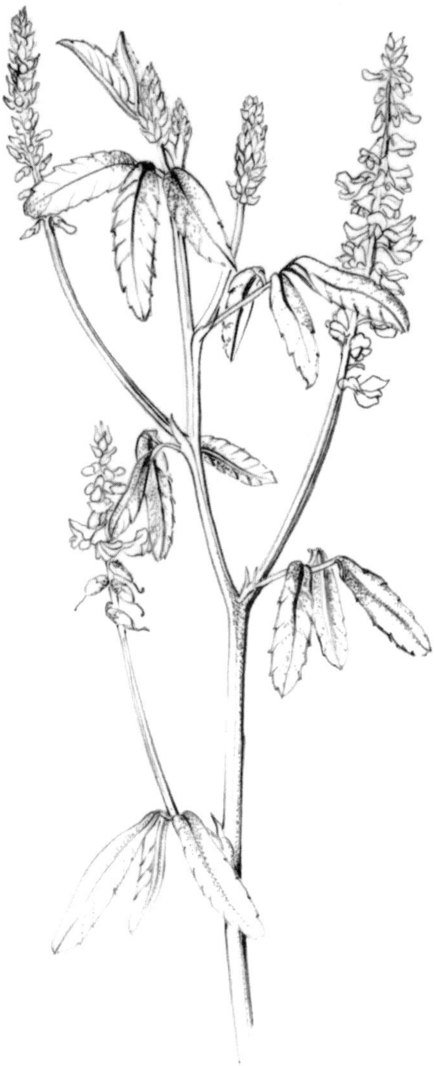

Steinklee

• **Salbei** (Salvia officinalis und Salvia sclarea) (bedeutet: die Retterin)
verwendete Teile: Blätter, Blüten
Eigenschaften: allgemeines Stärkungsmittel, auch für die Nerven, stimuliert die Nebennierenrinde*, harntreibend, Emmenagogum*, Verdauungsmittel, fördert Empfängnis und Entbindung, »Milchhemmer«, Mittel gegen das Schwitzen, senkt den Blutzuckerspiegel.
Indikationen: Beschwerden der Wechseljahre, Schweißausbrüche, Rekonvaleszenz, nervöse Reizbarkeit, Asthma, schwache und schmerzhafte Menstruation, Sterilität, zur Vorbereitung auf die Entbindung.
Verwendung: Aufguß: 20 g oder 2 Eßlöffel Blätter und Blüten pro Liter, 3 Tassen pro Tag
Tinktur: 30-40 Tropfen, 2 mal täglich
Ätherisches Öl: 1:10 in einem Öl verdünnen oder pur verwenden, in die Eierstock- und Nebennierengegend einmassieren.
Zur oralen Anwendung* wird der mildere Muskatellersalbei (Salvia sclarea) bevorzugt.

• **Zypresse** (Cupressus sempervirens, was langes Leben und Weisheit bedeutet)
verwendet wird: die ganze Pflanze
Eigenschaften: östrogenähnlich, adstringierend, wirkt gefäßverengend und venenstärkend, ist nervenstärkend, krampflösend, entzündungs- und schweißhemmend, antirheumatisch, harntreibend.
Indikationen: Beschwerden der Wechseljahre, Hitzewallungen, Störungen im urogenitalen Bereich, nächtliche Inkontinenz, Hämorrhoiden, Krampfadern, schmerzhafte Blutungen, nervöse Erschöpfung, Infektionen der Atemwege.
Verwendung: Tinktur: 30-60 Tropfen pro Tag vor den beiden Hauptmahlzeiten
Ätherisches Öl: 2-4 Tropfen, 2-3 mal pro Tag nach dem Essen (am besten 1:10 verdünnt) in Alkohol, Glyzerin oder Dispersion (Sojaemulsion), oder auch pur zur Massage der Nebennierengegend (mit Salvia officinalis).

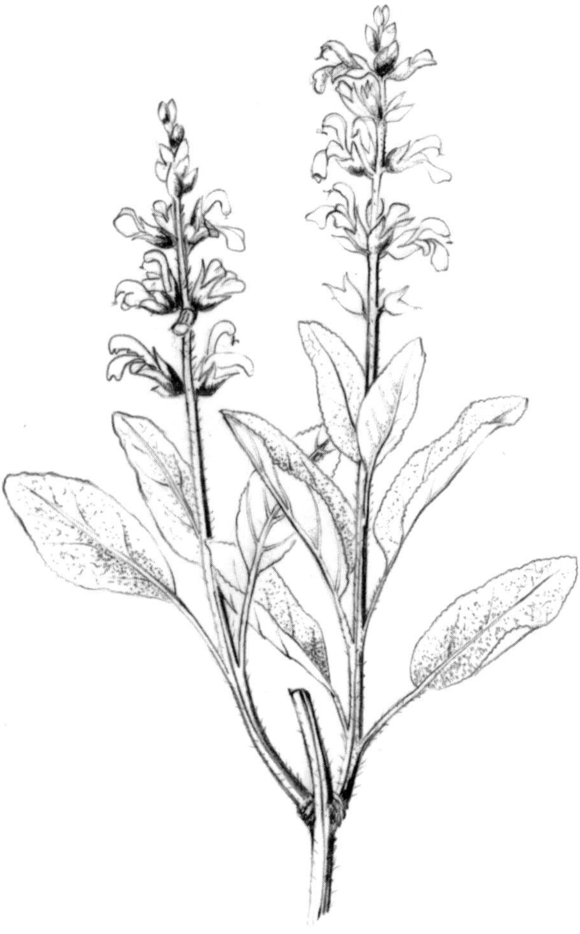

Salbei

• **Weißdorn** (Crataegus oxyacantha)
verwendet werden: Blüten und Butten
Eigenschaften: herzstärkend, blutdrucksenkend durch Erweiterung der Blutgefäße, adstringierend.
Indikationen: Blutandrang, vegetative Dystonie (Angstzustände, Schwindel, Ohrensausen), Schlafstörungen, Herzklopfen, Herzschmerzen, Angina pectoris*.
Verwendung: Aufguß: 1 Teelöffel pro Tasse, 2-3 Tassen pro Tag
Tinktur: 20 bis 60 Tropfen pro Tag oder 1:10 verdünnt, siehe unten.

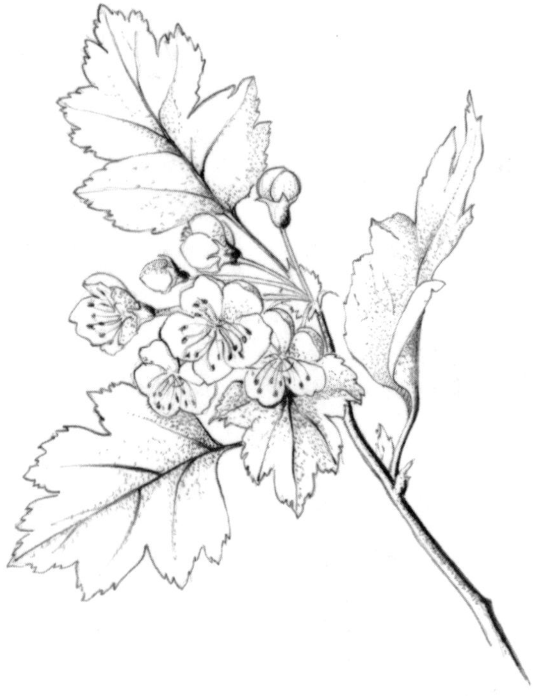

Weißdorn

Es gibt noch zahlreiche andere Pflanzen, die bei Hitzewallungen der Wechseljahre empfohlen werden: Schwarze Johannisbeere, Hagebutte, Seerose, Efeu, Melisse, Hamamelis, Basilikum, Thymian, Hopfen, Ginseng, Herzgespann, Engelwurz u.a.

Beispiel für ein Rezept für ein Kombinationsmittel bei Hitzewallungen

Urtinktur Muskatellersalbei
Urtinktur Steinklee aa 10 g
Urtinktur Zypresse
Urtinktur Hamamelis, 1:10 verdünnt qsp 100 ml

50 Tropfen, morgens und abends, in etwas Wasser, vor den Mahlzeiten

In der Homöopathie*:

- **Lachesis** (Schlangenkraut): bei Hitzewallungen, die in den Kopf steigen, mit Engegefühl im Hals und Blutandrang im Kopf, nächtliche Verschlimmerung

- **Sepia** (Tintenfisch): Hitzewallungen vom Becken ausgehend, mit Schweißausbrüchen und Schwächegefühl, Verschlimmerung am Morgen; Gefühl, als senkten sich die Organe

- **Sulfur** (Schwefel): Hitzewallungen im Kopf mit Schweißausbrüchen und glühendheißen Gliedmaßen, nächtliche Verschlimmerung durch Bettwärme

- **Sanguinaria** (Kanadische Blutwurzel): Hitzewallungen am Hals und im Gesicht, mit roten Wangen, Kopfschmerzen und Trockenheit der Schleimhäute

Praktische Anwendung: 5 Globuli* C 9 von einem dieser Mittel nehmen, drei Tage hintereinander wiederholen. Wenn keine Wirkung spürbar ist, es absetzen und ein anderes nehmen. Sobald sich eine Wirkung einstellt, die Einnahmen in größeren Abständen vornehmen, nicht zu lange dasselbe Heilmittel nehmen. Wenn eine gute Wirkung erzielt wurde, besteht im Prinzip keine Notwendigkeit, das Mittel länger als einige Tage zu nehmen.

Trockenheit der Schleimhäute

Die Menopause bedeutet das Ende der Fortpflanzungszeit, aber nicht das Ende der Sexualität!

a) Trockenheit der Scheidenschleimhaut und der Vulva

Eine vorübergehende Trockenheit der Scheidenschleimhaut ist eins der möglichen Symptome, das direkt mit der Menopause zusammenhängt. Die Vaginalschleimhaut ist neben dem Uterus und der Brust eins der Hauptziele der Eierstockhormone. Sie wird wegen der Verringerung der Östrogenproduktion und dem Aussetzen der Regelblutung nicht mehr in derselben Weise ernährt.

Von hier aus bis zu der Behauptung, daß diese Beschwerden unvermeidbar und die daraus folgende Atrophie (Schrumpfungsprozeß) unausweichlich seien und jegliche Sexualität unmöglich gemacht werde, ist nur ein kleiner Schritt, den die Werbung der multinationalen Pharmakonzerne dreist genug ist zu tun, ohne dabei mit Vokabeln wie Austrocknung, Schwund usw. zu sparen.

Schulmedizinisch orientierte GynäkologInnen verschreiben bei urogenitalen Beschwerden der Wechseljahre unweigerlich Hormone. Frau muß sich darüber klar sein, daß die Östrogene, die in einem Gel oder Pflaster enthalten sind, vom Organismus aufgenommen werden. Für diese Behandlungen gelten dieselben Gegenanzeigen wie für Östrogene in Pillenform; sie müssen daher regelmäßig mit Progesteronen kombiniert werden. Auch die meisten Vaginalcremes werden absorbiert (von einigen Ausnahmen wie Colpotrophine® abgesehen).

Die nun weniger geschmeidigen Schleimhäute - und die damit verbundenen Beschwerden beim Sex, wie Brennen und Jucken - können mit anderen Mitteln als Ersatzhormonen behandelt werden. Vor allem erfordert das ein wenig Geduld, denn die Befeuchtung findet auch weiterhin statt, nur langsamer. Es ist also nötig, Vorkehrungen zu treffen, das heißt, die Vagina vor der Penetration zu »schmieren« (mit Speichel u.ä., siehe weiter unten). Aber bei den Zärtlichkeiten ist nun Feingefühl unentbehrlich, denn mit dem Dünnerwerden des Gewebes wird etwaiges ungeschicktes Herumreiben auf der Klitoris unerträglich. Es ist jetzt auch *die* Gelegenheit, um den Sex ein wenig vom rein genitalen Bereich abzulenken und andere Zonen der Lust zu erkunden.

Vergessen wir nicht, daß, auch wenn sich die Beschaffenheit der Schleimhaut verändert und sie dünner wird, das Gefühl der Trockenheit nur vorübergehend ist. Die Schleimhaut erholt sich wieder und paßt sich den neuen Gegebenheiten an. Eine kleine Menge Östrogen, die von den Eierstöcken und den Nebennieren stammt, wird - zum Vorteil der Frauen - das ganze Leben lang erzeugt.

Sex, und vor allem der Orgasmus, sind sicherlich die besten aller möglichen »Behandlungen« für die Vagina. Der Orgasmus, den die Frau weiterhin mehrfach und relativ kurz aufeinander folgend erleben kann, hat die Wirkung einer starken »Kreislaufpumpe«, die die Blutzirkulation beschleunigt und jede Zelle mit Sauerstoff und wichtigen Nährstoffen versorgt. Und um einen Orgasmus zu haben, braucht frau nicht unbedingt einen Partner oder eine Partnerin, sie kann sich auch selbst befriedigen.

Ohne sexuelle Stimulierung und ohne adäquate Ernährung kann es in den folgenden Jahren zu einem Schrumpfungsprozeß der Vaginalschleimhaut kommen. Dieses Problem stellt sich zum Beispiel, wenn ein Verlust des Ehepartners oder der/des Lebensgefährtin/en eintritt und der Geschlechtsverkehr einige Jahre danach wieder aufgenommen wird. Es muß aber auch gesagt werden, daß dieses

Phänomen nicht allein mit der Menopause zusammenhängt, sondern mit dem Altern des Gewebes im allgemeinen.

20 bis 40 % aller Frauen sind von Scheidentrockenheit betroffen. Sie kann vor dem Aufhören der Regelblutung eintreten, oder, was noch häufiger ist, etwa 8 bis 10 Monate danach. Die Trockenheit ist ausgeprägter bei den Frauen, bei denen eine Hysterektomie* vorgenommen wurde. Sie kommt öfter beim schlanken und mageren Typ vor.

Wenn die Blasenschleimhaut dünner wird, kann sich das durch Beschwerden beim Wasserlassen, einem Brennen, Krämpfen oder einer vermehrten Anfälligkeit von Scheiden- und Blaseninfektionen bemerkbar machen. Wir werden weiter unten sehen, welche Behandlungsmöglichkeiten es dafür gibt.

Harninkontinenz (die Unfähigkeit, den Urin zurückzuhalten) ist ein Problem, über das wenig gesprochen wird und das die Frauen umso mehr behelligt. Es beginnt damit, daß frau beim Lachen, Husten oder Springen Urin verliert. Dann sollte zuerst geklärt werden: Leidet die Frau an einer Gebärmuttersenkung (Uterusprolaps, möglicherweise mit Fibrom), die auf die Blase drückt, oder an einer Blasensenkung (Zystozele)? Doch auch ohne Senkung können die Dammuskeln schwächer werden und nicht mehr so gut halten. Auch dies ist kein Problem, das direkt mit der Menopause in Zusammenhang steht. Es kann lange vor der Menopause auftreten, beispielsweise nach einer Entbindung oder infolge eines Fibroms.

Wie auch für die Vaginalschleimhaut, ist die Atrophie der Blasenschleimhaut, je nach Nebennieren- und Kreislauffunktion, schlimmer oder weniger gravierend. Eine Hormonbehandlung kann die Symptome lindern, die mit dem Dünnerwerden der Blasenschleimhaut zusammenhängen, aber einer Schwächung des Schließmuskels wird sie kaum abhelfen können.

Sollten verschiedene alternative Behandlungsmethoden keinen Erfolg bringen, ist bei Trockenheit der urogenitalen Schleimhäute eine Hormonbehandlung angezeigt. In diesem Fall muß die Behandlung nach Spezialistenmeinung über einen Zeitraum von mindestens fünf Jahren durchgeführt werden. Doch ehe wir uns ins Unvermeidliche fügen, wollen wir uns die Alternativen ansehen:

Beckenbodengymnastik

Beginnen wir mit Gymnastik, die das Becken wieder beweglicher macht und den Schließmuskel kräftigt, aber auch die Gefäßbildung und die Versorgung des Gewebes mit Nährstoffen beschleunigt und nicht zuletzt die sexuelle Lust erhöht.

Die Basisübung besteht darin, die Dammuskeln anzuspannen, sie einige Sekunden in dieser Position zu halten und dann loszulassen, als wolle frau das Wasserlassen unterbrechen. Wir wiederholen dieses Anspannen und Loslassen fünf Minuten lang, immer wenn wir am Tag einen Moment lang Zeit haben: im Bus (das sieht ja keiner!), bei der Arbeit oder zuhause. Nach und nach lernen wir, die beiden Muskeln zu unterscheiden, oder, genauer gesagt, die Bewegung entweder mit dem Vaginamuskel oder dem Aftermuskel auszuführen und die andere reflexartig folgen zu lassen.

Die zweite Übung besteht darin, dasselbe auf dem Rücken ausgestreckt, mit angewinkelten Beinen, zu tun:

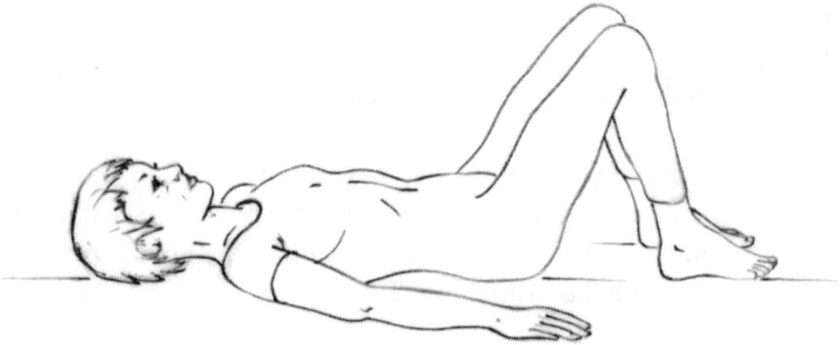

Mit der Einatmung hebt frau das Gesäß 10 cm vom Boden hoch und spannt die Muskeln an (einschließlich der Gesäßmuskeln); sie verharrt einige Sekunden lang in dieser Haltung und lockert die Muskeln mit der Ausatmung wieder, wobei sie wieder auf den Boden kommt. Durch die Übung werden die Organe angehoben und die Schließmuskeln gestärkt.

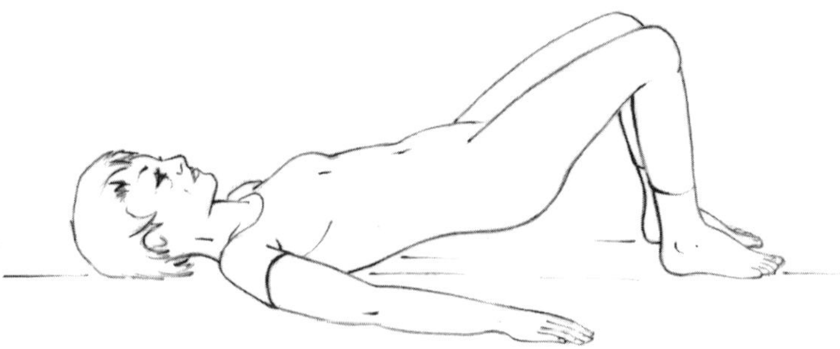

Frauen, denen es nicht gelingt, diese Muskeln anzuspannen und wieder loszulassen, müssen damit beginnen, die Ringmuskeln des Gesichts, die um den Mund und die Augen herum liegen, anzuspannen und wieder loszulassen. Das kann beispielsweise auf dem Rücken liegend, mit angewinkelten Beinen geschehen. Alle Ringmuskeln hängen embryologisch zusammen, und nach einer Weile folgen die übrigen Schließmuskeln reflexartig. Die Israelin Paula Garburg hat diese Methode entwickelt, die in der Schweiz von Alisa Zuckerman gelehrt wird. Dank dieser Methode waren sogar über 80jährige nach sechs Monaten kontinuierlicher Übung in der Lage, ihre Inkontinenz zu überwinden und ihren Harn wieder zu halten. Im übrigen fördert diese Methode auch andere Heilungsprozesse, insbesondere im Bereich der Atmung (1).

Ratschläge zur Körperhygiene:

- Baumwollunterwäsche tragen

- Kleidung vermeiden, die im Schritt eng ist

- Vaginalduschen meiden, da sie die Scheidenflora angreifen, die für die natürliche Abwehr notwendig ist

- auch die Ernährung trägt dazu bei, einen konstanten ph-Wert (Säuregehalt) zu halten (siehe schematische Darstellung, 6. Kapitel)

- auf schäumende Badezusätze verzichten

- Im Falle einer Reizung oder einer beginnenden Infektion können drei Pflanzen, beim Sitzbad verwendet, sehr hilfreich sein:
  Ringelblume - Gelbwurz (Hydrastis) - **Beinwell**
  Kräutertee oder Urtinktur (1 Teelöffel pro Liter). Frau kann einen Topf mit dieser verdünnten Flüssigkeit in die Nähe der Toilette stellen und sich nach dem Wasserlassen damit betupfen

- eine Messerspitze, höchstens aber einen Teelöffel voll **Natriumbikarbonat** (doppeltkohlensaures Natrium) in einem Glas Flüssigkeit aufgelöst, auch als Spülung, stellt das Säuremilieu wieder her. Essig (einen Teelöffel pro Glas) und Zitrone (einen Spritzer) können in derselben Weise verwendet werden.

Bei Vaginalentzündung siehe *Naturheilkunde in der Gynäkologie, Ein Handbuch für Frauen*, (Stichwortverzeichnis).

Gleitmittel

Die Gleitmittel, zu denen am meisten geraten wird, sind Speichel und KY-Gel (im Handel erhältlich), jedoch nicht Vaseline. Oder besser noch:

Feuchtigkeitssalbe	100 g
Rizinusöl	5 g
Ätherisches Niaouli	1 g
Ätherisches Zypressen- oder Muskatellersalbeiöl	1 g
Öl von Chamomilla coctum	2,5 g
Ätherisches Zitronenöl	1 g

Wir haben in diesem Kombinationsmittel alle wichtigen Elemente: Rizinusöl - oral genommen - ist abführend, wirkt aber örtlich angewandt gegen Juckreiz und Entzündungen der Harnwege und der Geschlechtsorgane. Niaouli (Melaleuca quinquinervia) wirkt abwehrstärkend, antibakteriell und pilzabwehrend. Zypresse und Muskatellersalbei haben östrogenähnliche Wirkung. Öl von Chamomilla coctum ist reizlindernd, und Zitrone ist - neben ihrer antibakteriellen und antiviralen Kraft - geruchsbindend. Bei Juckreiz kann frau es auch mit Brennessel versuchen:

Urtinktur Urtica urens	10 g
Urtinktur Calendula	10 g
Cold cream	100 g

Wie schon im vorhergehenden Kapitel sei an dieser Stelle noch einmal auf die Bedeutung von Vitamin E und der mehrfach ungesättigten Fettsäuren (Vitamin F) verwiesen. Die tägliche Nahrung sollte sie in ausreichendem Maße enthalten; es ist auch wichtig, sie örtlich in Form eines kaltgepreßten Öls anzuwenden, insbesondere des Weizenkeim-, des Nachtkerzen- (am besten eine Kapsel öffnen) und des Borretschöls, das auf die Vulvagegend und den ganzen Damm aufgetragen wird. Hervorzuheben wäre noch, daß die Japanerinnen mit ihrer an fettem Fisch sehr reichen Kost von diesen Symptomen kaum behelligt werden!

In der Homöopathie:

- **Bryonia** (Zaunrübe): bei trockenen und heißen Schleimhäuten, trockenen Stühlen und Verstopfung.

- **Lycopodium** (Bärlapp): bei vaginaler Trockenheit mit Brennen, Schmerzen beim Wasserlassen mit häufigem Harndrang, sehr großer Empfindlichkeit.

- **Belladonna** (Tollkirsche): Trockenheit mit Rötungen und Brennen, Gefühl, die Organe senkten sich, Harnverhalten.

Aber auch: Cantharis (Spanische Fliege), Sulfur, (Schwefel), Natrium muriaticum

Eine weitere wichtige Pflanze ist:

- **Wegerich** (Plantago) - kleiner, mittelgroßer oder großer - wird in der Homöopathie bei nächtlicher Inkontinenz verwendet; äußerlich verwendet hilft er bei der Wundheilung, kann den Blutandrang mindern und desinfiziert. Wir verwenden ihn als Aufguß oder Blättermazerat*; auf Wunden können die leicht zerriebenen oder zerquetschten Blätter direkt aufgelegt werden. Sie können auch unter eine Creme gemischt werden.

Praktische Anwendung: Zunächst 5 Globuli C 9 drei Tage hintereinander von einem der o.g. homöopathischen Mittel nehmen. Wenn sich keine Wirkung einstellt, das Mittel absetzen und ein anderes versuchen. Wenn es Wirkung zeigt, probieren, die Einnahme in größeren Abständen vorzunehmen; nicht zu lange dasselbe Heilmittel wiederholen. Wenn sich eine gute Wirkung einstellt, gibt es im Prinzip keinen Grund, das Mittel länger als einige Tage einzunehmen.

Pflanzen mit beruhigender und die Harnwege desinfizierender Wirkung:

- **Graue Heide** (Erica cinerea)
verwendet werden: blühende Spitzen
Eigenschaften: harntreibend und Desinfektionsmittel für die Harnwege, beruhigt die Harnwege, entschlackend, Adstringens, Mittel gegen Rheuma.
Indikationen: Blasenentzündung, weißer Ausfluß, Rheuma
Sud: 1 Handvoll pro Liter
Urtinktur: 25 bis 50 Tropfen, 1-2 mal pro Tag

- **Bärentraube** (Arbutus uva ursi)
verwendet werden: Blätter, Beeren.
Eigenschaften: harntreibend und keimtötend, Beruhigungsmittel für die Harnwege, Adstringens
Indikationen: Entzündung der Harnwege, Inkontinenz und Schwierigkeiten beim Wasserlassen (Harnverhalten), weißer Ausfluß, Durchfall
Aufguß: 1 Handvoll auf 1 Liter
Urtinktur: 10 bis 15 Tropfen pro Tag

Diese Pflanzen können - zusammen mit Weiderich und Wiesenkuhschelle - ebenso nach überstandener Blasenentzündung verwendet werden, wenn der Urin wieder rein ist, die Symptome jedoch noch anhalten. Zum Beispiel:

Urtinktur Weiderich	10 g
Urtinktur Wiesenkuhschelle	10 g
Urtinktur Bärentraube oder Graue Heide	10 g
Urtinktur Melisse verdünnt zu 10% qsp	100 ml

20 Tropfen, 2-3 mal pro Tag

Bei Inkontinenz kann auch die Homöopathie in Anspruch genommen werden:

• **Pulsatilla** (Kuhschelle): nächtliche Inkontinenz (Vorsicht: nicht gleichzeitg mit der Urtinktur einnehmen!)

• **Natrium muriaticum**: Inkontinenz beim Gehen und Husten und Schmerzen unmittelbar nach dem Wasserlassen

• **Causticum**: Inkontinenz beim Husten, Niesen, während der ersten Nachthälfte und bei Aufregung

b) Trockenheit des Mundes und der Augen

Mund- und Augentrockenheit sind seltener als Scheidentrockenheit, aber dennoch sehr störend. Alle Schleimhäute können in den Wechseljahren trockener werden, so auch die des Mundes, der Nase und der Augen. Täglich sondern wir mehrere Liter Speichel ab, ohne uns dessen bewußt zu werden, außer vielleicht, wenn uns angesichts eines appetitlichen Essens »das Wasser« im Munde zusammenläuft. Streß wie auch große Angst können den Speichel versiegen lassen. Auch einige Medikamente trocknen den Mund aus: bestimmte Antidepressiva, Anxiolytika* und Antihistamine*. Bei Mundtrockenheit sollte frau aufmerksam die Beipackzettel lesen, denn viele Medikamente haben diese Nebenwirkung.

Wird die Mundschleimhaut richtig ernährt, kann dies schon eine spürbare Verbesserung bringen. Frau kann morgens mit kaltgepreßtem Sonnenblumenöl den Mund ausspülen (sie behält das Öl fünf Minuten lang im Mund und spuckt es dann aus). Das ist auch eine gute Entgiftungsmethode.

Manchen Frauen hat es auch geholfen, das Zahnfleisch mit einem Öl zu massieren, das reich an mehrfach ungesättigten Fettsäuren ist (zum Beispiel: Weizenkeimöl, Nachtkerzenöl ...)

Für die Nase und die Augen sollten ein physiologisches Serum bzw. künstliche Tränen verwendet werden.

Das Rauchen sollte aufgegeben oder reduziert werden, da es die Schleimhäute austrocknet. Viel trinken. Frisches Obst oder zuckerfreie Fruchtgummis lutschen.

Außerdem seien noch erwähnt:

Beinwell als Kräutertee, **Hafer** (Haferwasser, Hafergetränk), Stangen**lakritze** zum Kauen und Lutschen.

Vorsicht: Übermäßiger Lakritzeverzehr erhöht den Blutdruck, senkt den Kaliumgehalt des Blutes und ist deshalb schädlich für die Muskeln.

Blutandrang im Unterleib, Spannungen in den Brüsten, Kopfschmerzen

Die möglicherweise auftretenden Verdauungsbeschwerden müssen nicht direkt mit den Wechseljahren zusammenhängen, doch treten sie zuweilen in diesen Übergangsjahren verstärkt zutage. Nicht selten stellt sich nach dem 40. Lebensjahr heraus, daß frau nicht mehr verdauen kann, was ihr Körper früher problemlos aufnahm; nun leidet sie unter Verstopfung, Gewichtszunahme, Blähungen, Leber- und Gallenbeschwerden mit Übelkeit, Kopfschmerzen und Erbrechen. Woher kommt das alles?

Zunächst: Der Stoffwechsel verlangsamt sich ab dem Alter von 35 Jahren, das heißt, es wird weniger Nahrung für dieselbe Arbeit gebraucht. So kommt es, daß eine bereits zuvor schwere Kost, die gerade noch vom Körper verarbeitet werden konnte, nun eine Gewichtszunahme mit einer Umverteilung des Fettes mit sich bringt, das sich an Oberschenkeln und Po oder auch an der Taille festsetzt, wo frau es nicht so schnell wieder los wird.

Wenn es sich nur um ein paar Kilo handelt, kann dies sogar eine eher günstige Wirkung haben, denn die von den Nebennieren ausgeschütteten Steroide werden im Fettgewebe des Körpers in Östrogene umgewandelt; daher hat, wie bereits erwähnt, eine etwas molligere Frau mehr Östrogene als eine sehr schlanke.

Aber vielleicht sind es mehr als nur ein paar Kilo, oder die Gewichtszunahme tritt zusammen mit schlechter Verdauung, Magenschmerzen, Verstopfung oder Durchfall, Luftschlucken oder Blähungen, oder auch Leberbeschwerden auf. Plötzlich fällt den

Frauen auf, was sie nicht mehr so gut vertragen, und sie schränken den Genuß von Weißwein, Schokolade, Rühreiern, Fett usw. von selbst ein.

Leber und Gallenblase

Mit zunehmendem Alter lassen die Funktion von Leber und Gallenblase nach. In der Verdauung hat die Leber u.a. die Aufgabe, den Organismus von allen Giftstoffen zu befreien. Durch Alkohol, Kaffee, Zigaretten, einem Übermaß an tierischem Fett, durch Medikamente, Hormone etc. wird die Leber belastet. Es ist weiterhin ihre Aufgabe, Zucker zu speichern, den sie zwischen den Mahlzeiten an den Körper abgeben soll. Die Gallenblase ihrerseits sondert Verdauungssäfte ab, die die Gallenflüssigkeit bilden. Ist nun die Leber zu schwach, die Gallenblase aber zu stark, so passen die beiden nicht zusammen und lösen garantiert Kopfschmerzen aus. Zudem verlangsamt sich mit dem Alter oft auch der Lymphkreislauf, und wenn die Leber zu sehr belastet wird, tritt ein Energiestau auf, und der ganze Unterkörper schwillt durch Blutandrang stark an. Zellulitis und Wassereinlagerungen in den Beinen sind die klassischen Merkmale. Wenn die Stauung lange andauert, besteht die Gefahr einer Verstopfung und Behinderung der oberen Lymphkanäle. Die Hände schwellen an, die Brüste werden hart, und andere Symptome können auftreten, wie chronische Erkältungen mit Blutandrang im Kopf. Und nicht nur, daß im Alter die Hormonproduktion nachläßt, sie wird auch störanfällig. Auch die Funktion der Schilddrüse kann in Mitleidenschaft gezogen werden und bei Überfunktion Abmagerung, bei Unterfunktion Gewichtszunahme verursachen.

Unter solchen Bedingungen treten zuweilen regelrechte Lebensmittelunverträglichkeiten auf, insbesondere gegen Milchprodukte – genauer: gegen Laktose und Milchfette. Manchmal verträgt die Frau dann nur noch Joghurt, manchmal aber auch weder Joghurt noch Milch, noch Käse. Blähungen, aufgetriebener Bauch oder Krämpfe und sogar Durchfälle sind die Folge. Glücklicherweise ist Kalzium nicht nur in Milchprodukten enthalten, sondern zum Beispiel auch in Mandeln, Sesam usw. (Einzelheiten siehe im achten Kapitel).

Auch eine Unverträglichkeit von Kohlenhydraten kann sich einstellen, und zwar in Form von Unterleibsschmerzen, Kopfschmerzen, roten Augen und geschwollenen Augenlidern mit Lichtempfindlichkeit sowie als Schläfrigkeit nach den Mahlzeiten. In diesem Fall haben wir es mit einer gestörten Bauchspeicheldrüsenfunktion zu tun.

Glücklicherweise stabilisiert sich der Stoffwechsel mit tatsächlich einsetzender Menopause, er ist jedoch weiterhin etwas verlangsamt. Kein Heißhunger an den Tagen um den Eisprung herum oder vor der Regelblutung mehr, auch keine Kopfschmerzen vor und während der Blutungen mehr, damit ist nun endgültig Schluß! Aber Vorsicht - bei Hormonzufuhr von außen kommen die Kopfschmerzen wieder, denn die Leber wird dann ja wieder stark belastet. Also ist es nach dem Aufhören der Regel ohne Substitutionshormone leichter, die Körperfunktionen mit regelmäßiger sportlicher und gymnastischer Bewegung und gesunder, ausgeglichener Ernährung zu stabilisieren.

Ein paar Worte zur Ernährung

Dies ist die beste Gelegenheit, um über Ernährung zu sprechen, ein schwieriges Thema, weil die Gewohnheiten so tief verwurzelt und mit so unterschiedlichen Gefühlen und Zwängen beladen sind. Es scheint ungeheuer schwierig zu sein, sich an einem ausgefüllten Arbeitstag richtig zu ernähren! Hinzu kommen noch die zuweilen widersprüchlichen Ratschläge unterschiedlicher Ernährungsrichtungen und -bücher, die oft nur dazu beitragen, die Verwirrung der Frauen komplett zu machen.

Und trotzdem: die Ernährungsratschläge, die wir Frauen in den Wechseljahren hier geben möchten, lauten: Keine Schlankheitsdiäten!

Nicht nur, daß solche Diäten, mit denen wir noch vor einigen Jahren ein paar Kilo abgenommen haben, nun keine Wirkung mehr zeigen, sie sind jetzt sogar schädlich für uns. Wir leiden durch Trennkost, Makrobiotik, pilzabwehrende Diäten, Weight Watchers und anderes ohnehin an Mangelerscheinungen. Hält eine Frau nun eine sehr strenge Diät und läßt bestimmte Lebensmittelarten weg, ohne guten Ersatz dafür zu finden, kann sich insbesondere Mineralstoff- und Vitaminmangel einstellen (1).

In den Wohlstandsjahren nach dem Zweiten Weltkrieg haben sich viele Familien eine sehr üppige Ernährung angewöhnt: morgens Butter, mittags Fleisch und abends Käse oder Eier. Das bedeutet: übermäßiger Verzehr von tierischem Eiweiß mit zu vielen raffinierten Produkten (wie Getreide und Öle). Die Schäden folgten bald: Herz- und Gefäßleiden, Tumor- und Immunschwächekrankheiten sind auf dem Vormarsch. Auch eine zu gehaltvolle Ernährung kann paradoxerweise arm an Spurenelementen und Vitaminen sein; Schlankheitsdiäten verschlimmern diese Mängel noch.

Vorsicht Fallen!

1. *Fleisch durch Käse ersetzen*: das bedeutet, die Ernährung schwerer, nicht leichter zu machen, da Käse mehr tierische Fette enthält als Fleisch. Wenn er auch zum Leben auf der Alm paßt (wo er erfunden wurde), so solltet ihr euch doch selbst fragen, ob ihr in 3000 Meter Höhe ohne Heizung lebt und ob ihr den ganzen Tag hinter Kälbern herrennt. Wenn nicht, dann ist es ratsam, Käse nur ausnahmsweise und bei größeren körperlichen Anstrengungen (Wandertouren u.ä.) zu essen.

2. *Auf jegliches tierische Eiweiß zu verzichten setzt voraus*, daß man es durch ausreichende Mengen an pflanzlichem Eiweiß ersetzt. Fragt euch, wie lange ihr schon keine Hülsenfrüchte mehr gegessen habt: Bohnen, grüne Erbsen, Kichererbsen, Linsen, Soja oder ihre Derivate Tofu und Miso oder Pilze. Ihr solltet darauf achten, sie zu jeder

Mahlzeit - oder zumindest bei zwei von drei Mahlzeiten - zu essen, nicht nur von Zeit zu Zeit.

3. *Eine zu systematisch getrennte Ernährung* (kein Eiweiß zusammen mit stärkehaltigem Obst usw.) *kann ebenfalls zu Mängeln führen.* Wenn die Völker der Erde sich für bestimmte Zusammenstellungen ihrer Nahrungsmittel entschieden haben, dann doch, um deren Aufnahme zu erleichtern und das Überleben zu sichern. Wenn die LateinamerikanerInnen rote Bohnen zusammen mit Mais und die AsiatInnen Linsen zusammen mit Reis essen, dann tun sie es, um ihre Kost anzureichern. Die Lebensmittel getrennt zu essen käme einer Fehlernährung gleich. Proteine werden besser in Verbindung mit Stärke aufgenommen, und Eisen nimmt der Körper besser mit Vitamin C auf. Das bedeutet: Nur bei außergewöhnlich reichhaltigen Mahlzeiten, wie auf Festen und Einladungen, kann es bekömmlicher sein, die Speisen ein wenig zu trennen und zu vereinfachen.

Nicht vergessen: Diäten sind für Kleinkinder unter zwei Jahren, Jugendliche, Schwangere und Frauen in den Wechseljahren nicht zu empfehlen!

Ein paar Ernährungstips

Wenn ihr die 40 überschritten habt und viel sitzt, dann eßt weniger, aber abwechslungsreicher. Eßt in Ruhe! Nehmt euch Zeit, gut zu kauen.

Ich bin eine erklärte Anhängerin von Frau Dr. Kousmine (2), und ich glaube, daß die Verringerung von tierischem zugunsten von pflanzlichem Eiweiß sehr oft heilsam ist. Besonders abends sollte frau tierisches Eiweiß meiden, da der Stoffwechsel dann - selbst, wenn sie lange aufbleibt - am langsamsten arbeitet. Geschältes Getreide muß durch vollwertiges Getreide ersetzt werden, nicht nur beim Brot, denn Weizen ist von allen Getreidesorten die am schwersten verdauliche.

Was frau unbedingt meiden sollte, sind denaturierte, raffinierte Nahrungsmittel, einschließlich solcher Gemüsesorten, die in Nährlösungen gezogen werden. Es ist gut möglich, daß die Immunschwächekrankheiten, die wir heute kennen, mit diesem traurigen »Fortschritt« in Zusammenhang stehen.

Was frau ferner meiden sollte: »light«-Produkte, Fertiggerichte sowie Farbstoffe und Zusätze aller Art.

Frau sollte demnach: weniger Bratfett essen und darauf achten, daß sie täglich genug kaltgepreßte Öle zu sich nimmt, da diese reich an Vitamin E und mehrfach ungesättigten Fettsäuren (Vitamin F) sind; am besten nimmt frau Öle aus Sonnenblumen, Disteln, Sesam, Walnüssen, Haselnüssen und Traubenkernen. In 24 Stunden braucht der Körper ein bis zwei Eßlöffel davon.

Giftstoffhaltige Nahrungs- und Genußmittel sollten begrenzt oder ganz vom Einkaufszettel gestrichen werden: Kaffee, Tee, Kakao, Zigaretten; sie können durch anregende Gewürze wie Thymian, Rosmarin, Muskatnuß und ausreichende Erholungspausen ersetzt werden. Vermeidet ungesäuertes Brot. Kauft lieber Haferflocken, oder noch besser, ganze geröstete Körner (am besten frisch gemahlen). Und das Nonplusultra: Keimlinge und Sprossen!

Eßt genügend grünes Gemüse, ebenso Mandeln, Sesam, frische oder getrocknete Aprikosen (siehe achtes Kapitel).

Verwendet frische, naturbelassene Nahrungsmittel.

Diese Richtlinien wurden im Laufe zahlreicher Befragungen entwickelt, in denen Frauen gebeten wurden, über ihre Eßgewohnheiten Auskunft zu geben. Sie müssen auf jede einzelne Person abgestimmt werden, denn wir reagieren alle unterschiedlich. Was für die eine gut ist, ist der anderen möglicherweise abträglich.

Was tun? Alternativen

Zuerst einmal der Rat: Tragt bequeme Kleidung, die an der Taille nicht zu sehr spannt, damit euer Bauch abends ungestört anschwellen und am Morgen wieder abschwellen kann.

Hört auf euren Körper; versucht, die Ursachen und Wirkungen der einzelnen Körperreaktionen zu verstehen:

- welche Nahrungsmittel vertragt ihr nun nicht mehr? Reizt gedämpftes oder gekochtes Gemüse euren Darm weniger als rohes?

- hängen eure Beschwerden damit zusammen, daß ihr zuviel säurehaltige Lebensmittel zu euch nehmt?

Eine ausgewogene Ernährung besteht bei 1/5 säureerzeugenden Lebensmitteln und 4/5 basenerzeugenden Lebensmitteln.

Wenn euch das zu kompliziert vorkommt, zieht eine/n naturheilkundlich orientierte/n Ernährungswissenschaftler/in zu Rate (DiätberaterInnen, die schulmedizinisch ausgebildet sind, würden zuviel tierisches Eiweiß auf dem Speisezettel vermerken).

Zahlreiche Nahrungsmittel **wirken sich günstig** auf **Wechseljahrsbeschwerden** aus, da sie wichtige Mineralien und Vitamine enthalten; fehlen sie in der täglichen Kost, kann dies Verdauungsbeschwerden zur Folge haben:

Aprikose, Alge, Tonerde, Banane, Kirsche, Eßkastanie, Kohl, Dattel, Spinat, Feige, Haselnuß, Orange, Pampelmuse, Roggen, Soja, Topinambur.

Besonders bei **geblähtem, aufgetriebenem Bauch** solltet ihr versuchen:

Tonerde, Quitte, Fenchel, Orange, Petersilie, Bohnenkraut (auch Pfefferkraut genannt).

Säureerzeugende Lebensmittel

alle fleischhaltigen Lebensmittel (inklusive Wild)
Fisch
Nüsse
Erdnüsse
grüne Bohnen, getrocknete Erbsen, Linsen
raffiniertes Getreide (geschälter Reis, weißes Mehl usw.)
Zucker
Tee, Kaffee, Kakao
alle Fette und Öle
(Butter ruft nur dann Säuren hervor, wenn sie in übertriebenem Maße gegessen wird, bei gemäßigtem Verzehr ist sie neutral)
Käse
das Weiße vom Ei

Basisch* wirkende Lebensmittel

alle Früchte (süße oder säuerliche, frische oder getrocknete), besonders Zitrusfrüchte (Zitrone, Orange, Pampelmuse usw.)
alle Gemüse (frische oder getrocknete); die Blattgemüse wirken stärker basisch als die Wurzelgemüse
Mandeln
Perunüsse
Milch (in allen Formen, Käse ausgenommen)
Vollkornmehl und Vollweizenprodukte
Eigelb

Für Leber und Galle:

als Vorspeise: Artischocke, Spargel, Avocado, Karotte, Kopfsalat, Olive, Kresse, Löwenzahn, Rettich, Meerrettich, Kohl, Rhabarber. Obstsorten: Schwarze Johannisbeere, Kirsche, Erdbeere, Stachelbeere, Blaubeere, Orange, Pampelmuse, Apfel, Pflaume, Traube, Pfirsich.

Nahrungsmittelergänzungen

Ich persönlich ziehe richtige Lebensmittel allen Vitaminpräparaten (von denen die Amerikaner sagen, sie enthielten alles, was wir in 24 Stunden brauchen!) ganz entschieden vor. Wichtig sind die Vitamine E und F (enthalten in: kaltgepreßten Ölen), Vitamin A (in: Karotten, Zitronen, Distelöl) und der Vitamin B-Komplex (in: Vollkorn, Bierhefe, Mandeln, Fisch), Kalzium (in: Milchprodukten, Senf, Löwenzahn, Kresse, Mandeln, Sesam), Eisen (in: dunkelgrünem Blattgemüse, Eigelb, Petersilie, Rote Bete, Getreide), Magnesium (Mg) (in: Weizen, Hafer, Roggen, Datteln, Soja, Kartoffeln, roten Beeren, Pollen) und Phosphor (in: Getreide, Weizenkeimen, Knoblauch, Sellerie, Karotten, Sesam, Mandeln, Weintrauben, Fisch) in Form von Spurenelementen.

Pflanzen

● **Hamamelis** (Hamamelis virginiana)
Verwendet werden: Blätter, Rinde der jungen Triebe
Eigenschaften: Adstringens, wirkt gefäßverengend auf die Venen, vermindert Blutandrang, verbessert die Elastizität der Venen, wirkt schmerzstillend, blutstillend.
Indikationen: Venenleiden (Krampfadern, Hämorrhoiden, Venenentzündungen, Geschwüre an den Beinen), Reizung der Gebärmutter, der Eierstöcke und des Beckens, Blutungen, Wechseljahrsbeschwerden, Juckreiz.
Sud: 1 Teelöffel pro Tasse, 2 Tassen pro Tag
Tinktur zu 1/5: 3 mal 20 Tropfen pro Tag

• **Roßkastanie** (Aesculus hippocastanum)
Verwendet werden: Früchte, Rinde, Blätter
Eigenschaften: gefäßverengend und venenstärkend, verdünnt das Blut, wirkt adstringierend.
Indikationen: Hämorrhoiden, Krampfadern, Leberstauung, Beschwerden der Wechseljahre, Fibrome, Senkung der Organe.
Urtinktur: 20-40 Tropfen, 3 mal täglich
Glyzerinmazerat: 10 bis 60 Tropfen pro Tag

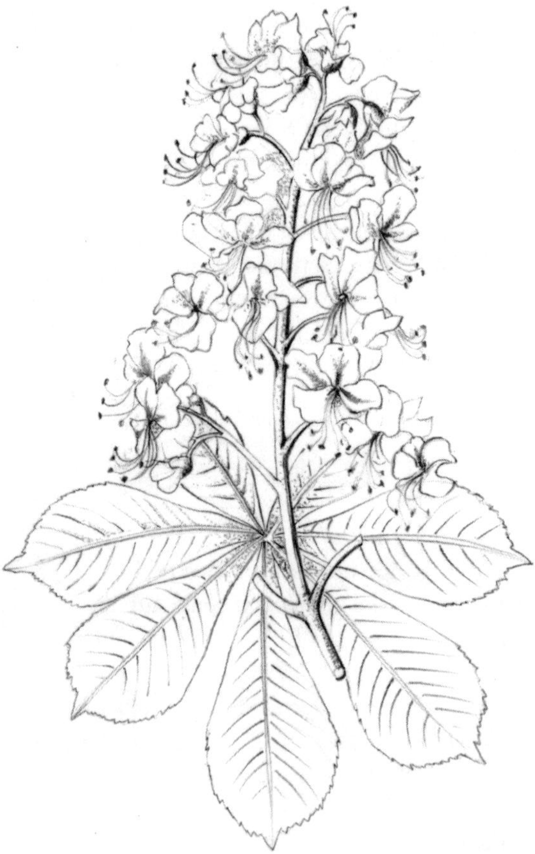

Roßkastanie

Entschlackende Pflanzen:

- **Löwenzahn** (Taraxacum dens leonis)

Verwendet werden: Wurzel, Blätter, Knospen
Eigenschaften: anregendes Bittermittel, appetitanregend, entschlackt Leber und Galle, vermindert Blutandrang, blutreinigend, harntreibend, kreislaufanregend.
Indikationen: Dickdarmentzündung, Insuffizienz und Stauung der Leber, Steinleiden, erhöhter Cholesterinspiegel im Blut, Hauterkrankungen bei Leberkranken (Ekzeme, Furunkel), Rheuma, Niereninfektionen, Verstopfung, Hämorrhoiden, Fettleibigkeit, Zellulitis, Beckenentzündung und Stauungen in den Brüsten.
Urtinktur: 1-20 Tropfen, 2-3 mal pro Tag.
Als Salat in der entsprechenden Jahreszeit, auch die Knospen nicht wegwerfen!

- **Artischocke** (Cynara scolymus)

Verwendet werden: Blätter (nicht die eßbaren)
Eigenschaften: verdauungsfördernd, energiespendend und aufbauend, Anregungs- und Stärkungsmittel für die Leber, herzstärkend, blutreinigend, schwemmt Giftstoffe aus, harntreibend, milchhemmend!
Indikationen: Stau und Insuffizienz der Leber, Erschöpfung, Überanstrengung, Wachstum, Vergiftung, Darminfektion.
Sud: 1 Handvoll (30 g) pro Liter

Das beste aller europäischen Leberstärkungsmittel ist:

- **Rosmarin** (Rosmarinus officinalis) - Ginseng des Westens

verwendet werden: Blätter
Eigenschaften: verdauungsfördernd, allgemeines Anregungsmittel (herzstärkend, stimuliert die Nebennierenrinde), erhöht den Blutdruck, wirkt antiseptisch auf die Lunge, krampflösend, begünstigt die Sekretion der Gallenblase, menstruationsfördernd und harntreibend.

Indikationen: Erschöpfung, Überanstrengung, niedriger Blutdruck, Asthma, Erkrankungen der Leber, Migräne, Verdauungsbeschwerden, Dickdarmentzündung, Durchfall, Blähungen, Magenschmerzen, schmerzhafte Menstruation, Ausfluß.
Aufguß oder Urtinktur: 30-120 Tropfen pro Tag oder 1:10 verdünnt, mit anderen Pflanzen.
Ätherisches Öl: 3-4 Tropfen, 3 mal täglich, 1:10 verdünnt in alkoholischer Glyzerinlösung oder Dispersion (Sojaemulsion) einnehmen.
Vorsicht: Hochdosiert kann das ätherische Öl Epilepsie auslösen, ebenso Blutungen, Albuminurie (Eiweiß im Urin) sowie Nieren- und Leberentartung.
Zusammen mit anderen Pflanzen: **Lindenblüte, Combretum, Kurkuma** (Gelbwurz), **Boldo, Kondurangorinde, Goldrute, Schachtelhalm** ...
Bei Spannungsgefühl in den Brüsten haben wir an anderer Stelle bereits **Birke** und Seifenkraut empfohlen (siehe Seite 60). Im übrigen gelten dieselben Ratschläge und Anregungen.

Zur Beruhigung

● **Melisse** (Melissa officinalis)
Verwendet werden: obere blühende Teile und Blätter
Eigenschaften: wirkt anregend auf Gehirn, Herz, Gebärmutter und die Verdauungsorgane, krampflösend, Anregung für Körper und Geist, fördert die Menstruation.
Indikationen: Verdauungsstörungen, Migräne, Neuralgien, Nervenzusammenbruch, Krämpfe im Verdauungs- und Atembereich (Asthma), Gedächtnisverlust, Melancholie, schmerzhafte Menstruation, Blutarmut.
Aufguß: 1 Teelöffel pro Tasse, 3 Tassen pro Tag
Urtinktur: 40 Tropfen nach den Mahlzeiten
Ebenso Steinklee und Weißdorn (siehe unter Schlaflosigkeit).

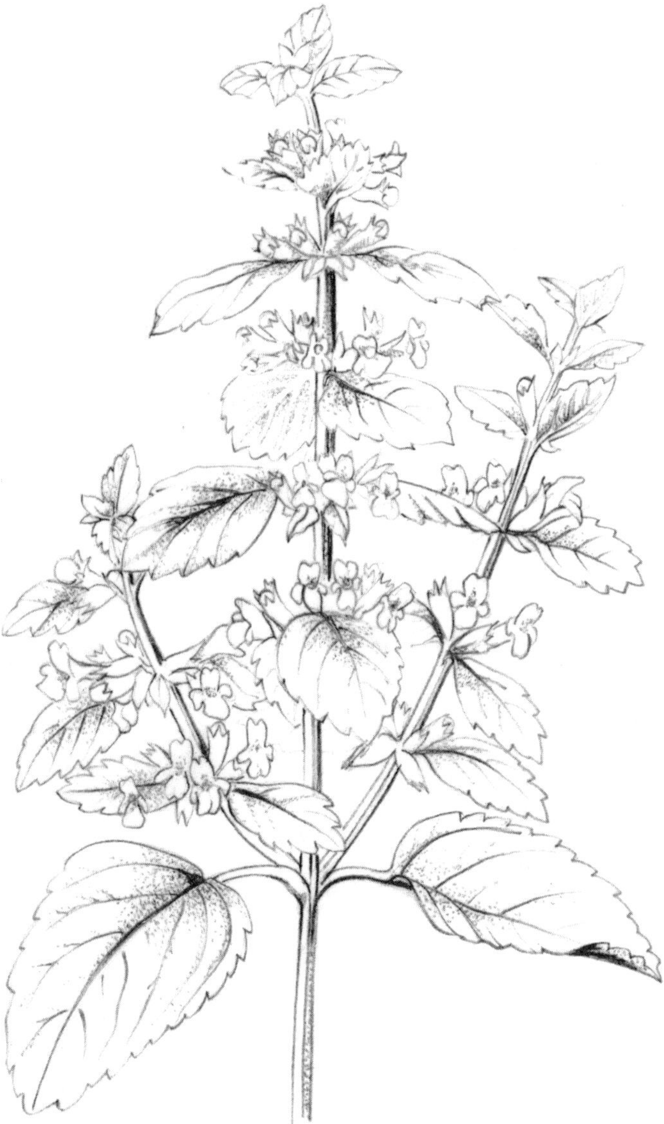

Melisse

SIEBTES KAPITEL

Psychische Veränderungen, Nervosität und Schlaflosigkeit

Überempfindlichkeit, Ungeduld, Nervosität, Ängstlichkeit, Reizbarkeit und Niedergeschlagenheit kennen Menschen jeden Alters und beiderlei Geschlechts. Es sind somit keine Beschwerden, die unbedingt für die Wechseljahre charakteristisch sind.

Dennoch ist beobachtet worden, daß in Zeiten hormoneller Umstellungen (Pubertät, Zyklusende, Entbindung oder Wechseljahre) auch psychische Schwankungen vorkommen können. Einerseits hängt dies mit dem Gehirn zusammen, da der Hypothalamus direkt mit dem Gefühlszentrum verbunden ist. Andererseits ist da sicherlich der Faktor Streß; er ergibt sich aus den speziellen Problemen, die mit den Veränderungen, auf die frau sich in dieser Zeitspanne einstellen muß, insgesamt einhergehen.

Frauen können Streß, Schlafstörungen und alle möglichen Schwierigkeiten haben und auch das Gefühl, allem nicht mehr recht gewachsen zu sein. Manche bewegen sich an der Grenze zur Depression. Daran sind nicht einmal unbedingt die Wechseljahre schuld, aber sie können der Tropfen sein, der das Faß zum Überlaufen bringt. Von 100 Frauen, dic in den Wechseljahren an Depressionen litten, hatten 80 schon früher einmal damit zu tun gehabt (1).

Oft geben die Frauen sich lange Zeit alle erdenkliche Mühe, um ruhig und gefällig zu sein; doch dann kommt der Augenblick, wo sie sich einfach nicht mehr im Zaum halten können - und das ist vielleicht gut so.

Die gesellschaftlichen Normen verlangen von uns, daß wir freundlich, lächelnd und verständnisvoll sind, jedermann zur Verfügung stehen und für alle ein offenes Ohr haben. Viele Frauen gehorchen diesen Konventionen, auf Kosten ihrer eigentlichen Wünsche. In meinem Beruf bin ich mit immer mehr Frauen in Kontakt, die in den Wechseljahren sind. Wenn ich sie reden höre, habe ich den Eindruck, daß sich viele von ihnen mehr oder weniger bewußt die Klischees zu eigen machen, die wir mit dieser Zeitspanne verbinden, um endlich ungestraft ihre Verbitterung, ihre Frustrationen, ihre Wut auszuleben. Wenn wir von der Geburt bis zum Tod authentisch und ganz wir selbst sein könnten, wären wir vielleicht imstande, diese Zeit der Wandlung positiv zu erleben.

Die psychischen Veränderungen in der Pubertät wie auch im Alter von 45-50 können von der Umgebung mißverstanden werden und Ablehnung oder Konflikte hervorrufen. Da ist es nur ein kleiner Schritt bis zu der Behauptung, die Frauen würden in den Wechseljahren verrückt; das enthebt die anderen der Verpflichtung, die Frauen zu verstehen und zu unterstützen. Diese Vorstellung herrschte auch schon vor, ehe die Hormonfunktionen vollständig erforscht waren: Die Wechseljahre bildet ihr euch nur ein! Es genügte, daß eine Frau dieser Altersgruppe angehörte und wegen irgendeines Problems eine Arztpraxis aufsuchte; sie kam garantiert mit einem Valium®- oder Libriumrezept® wieder heraus. In England wurden 1972 - das heißt zu einer Zeit, als ÄrztInnen mit dem Verschreiben von Psychopharmaka infolge einer Publikation über gefährliche Nebenwirkungen für die Gebärmutterschleimhaut eher zurückhaltend waren - 45 Millionen Psychopharmaka für 24 Millionen Pfund verordnet, das entsprach 17,7 % aller Rezepte (2). Dieser Prozentsatz ist bei Frauen noch höher als bei Männern... Einer aktuelleren, vom französischen Gesundheitsministerium durchgeführten Studie zufolge nehmen mehr als 11 % aller Erwachsenen Psychopharmaka. Diese Zahl ist tatsächlich noch höher, denn sie berücksichtigt weder ältere Menschen, die in Pflegeeinrichtungen leben, noch Kranke in psychiatrischen Anstalten und Insassen von Haftanstalten (2). Bei den Frauen wird immer wieder so getan, als seien die Wechseljahre an ihren Problemen schuld, und die Substitutionshormone würden die Sache schon in Ordnung bringen. Das ist nie wissenschaftlich bewiesen worden, ihr werdet auch keine psychischen Indikationen in den Begleittexten finden, die für die ÄrztInnen bestimmt sind; doch stehen sie in den Informationen, die sich an die Frauen richten. Die Produzenten stört das nicht: Noch heute verbreiten sie dieselben Unwahrheiten wie Dr. Wilson 1960; Wyeth führte 1993 Indikationen wie Ängstlichkeit, Reizbarkeit, Depression, Schlaflosigkeit, Erschöpfung, Vergeßlichkeit und Nervosität an!

Frauen sind immer gut genug, um irgendwelche Tabletten zu schlucken, selbst wenn sie anfangen, den Anxiolytika- oder Antidepressivaverschreibungen zu mißtrauen, die oft nur dazu benutzt werden, sie ruhigzustellen und verhindern sollen, daß sich Frauen mit ihren eigentlichen Problemen ernsthaft auseinandersetzen. In dem Augenblick, da die Frauen beginnen, sich dagegen aufzulehnen, werden Ersatzhormone ins Spiel gebracht, die sich angeblich speziell zur Behandlung der psychischen Probleme in den Wechseljahren eignen.

Jede Übergangszeit können wir als eine gute Gelegenheit wahrnehmen, uns darüber klar zu werden, wer und was wir sind und vielleicht zu entdecken, was *wir* wirklich wollen, im Gegensatz zu dem, was die anderen von uns erwarten. Eine Gelegenheit, mit unseren innersten Sehnsüchten, unseren ureigensten Wünschen und Bedürfnissen in Kontakt zu kommen und ihnen endlich Raum zu geben.

Ist der Übergang beendet, stellt sich ein neues Gleichgewicht ein: keine prämenstruellen Beschwerden, keine Hochs und Tiefs mehr. Die Energie fließt wieder gleichmäßig und dauerhaft.

Was tun bei Nervosität, Schlaflosigkeit und psychischen Veränderungen?

Nehmt euch die Zeit, euch so zu sehen, wie ihr seid und versucht nicht, etwas zu unterdrücken und zu vertuschen. Bemüht euch zu verstehen, was Nervosität, Schlaflosigkeit oder psychische Veränderungen für euch bedeuten. Die Wechseljahre sind eine Epoche im Leben, in der frau sich Zeit für sich selbst nehmen sollte. Lösungen können nur in Ruhe gefunden werden, und die reine Willensanstrengung nach dem Motto: Na, komm schon, du bist doch stark genug, um all das auszuhalten, ist nicht mehr angebracht.

Wir sollten uns zum Grundprinzip machen, alles, was kommt, als Botschaft aufzufassen. Die Veränderungen zu verdrängen hieße nur, die Symptome zu verschlimmern. Das Ende der Fruchtbarkeit läßt uns auch an den Tod denken, dem anderen großen »Grenzübertritt« im Leben. Der Augenblick ist gekommen, dem Tod ins Gesicht zu schauen, ihn bewußt anzunehmen, ihn fortan zum Lebensbegleiter zu machen, obwohl in unserer Kultur Ablehnung und Angst die Einstellung zum Sterben bestimmen. Das ist ein Akt, der Mut erfordert und gleichzeitig dazu ermuntert, jeden Tag ganz intensiv zu leben.

Also kriecht aus eurem Schneckenhaus und entdeckt die Kraft eurer Gefühle! Aber seien wir ehrlich, mit Hitzewallungen, Schweißausbrüchen und starken Emotionen ist es um euren Schlaf vielleicht nicht mehr zum Besten bestellt. Deshalb solltet ihr euch Erholungsmöglichkeiten suchen, die sich mit eurem ureigensten Rhythmus vertragen.

Alternativen

Sehr hilfreich können in dieser Übergangszeit Bachblüten* sein. Hier zunächst zwei Blüten, die bei »Umstellungen« eine günstige Wirkung haben:

• Walnut

Es ist das Mittel für die großen Entwicklungsphasen eines Menschen: Zahnung, Pubertät, Wechseljahre und jeder anderen bedeutenden Veränderung im Leben, in der ein Schritt nach vorn getan werden muß, in der alte Normen zu durchbrechen und früher gültige Grenzen zu überschreiten sind. Bei Veränderungen, die körperliches Leiden zur Folge haben, da sie mit Schmerz, Trauer und mit dem Zerreißen ehemaliger Bindungen einhergehen, wirkt Walnut befreiend und stabilisierend.

• Honeysuckle

Wenn frau sich in ihrer Vergangenheit gefangen fühlt, in Wehmut und Nostalgie versunken ist und Angst und Trauer sie daran hindern, in die Zukunft zu sehen, gibt ihr Honeysuckle die Kraft zum Handeln, zur Anpassung an neue Gegebenheiten und damit zur Möglichkeit, in der Gegenwart zu leben und die Vergangenheit loszulassen; neue Lebensfreude stellt sich ein.

Verwendung: 1 Tropfen Blütenessenz aus der Stockbottle in ein 10 ml Medizinfläschchen (2 Tropfen auf 20 ml) geben, das mit 1/4 40%igem Alkohol und 3/4 Quellwasser ohne Kohlensäure gefüllt ist. Davon 1-4 mal täglich 3-4 Tropfen nehmen (z.B. morgens nüchtern, mittags auf leeren Magen etwa 20 Minuten vor dem Essen, nachmittags gegen 17 Uhr und abends vor dem Schlafengehen). Die Flüssigkeit am besten mit der Pipette direkt auf oder unter die Zunge tropfen und einen Moment lang im Mund behalten. In einer Flasche können 2-3 Blüten (jeweils 2 Tropfen bei 20 ml) kombiniert werden.

Wie in der Homöopathie, gilt auch hier: Je individueller die Pflanzen auf PatientInnen abgestimmt werden, desto wirkungsvoller sind sie!

Bei Depressionen: **Wild Rose**, wenn frau sich für nichts mehr interessiert, apathisch ist, ihr Schicksal erduldet, schon resigniert hat, sich nicht einmal mehr beklagt. Wild Rose hilft, Freude, Hoffnung, Entschlußkraft und Kreativität Raum zu geben.

Weitere Bachblüten: **Larch, Mustard, Gorse, Gentian.**

Bei Stimmungsschwankungen und Wutanfällen: **Cherry Plum.**

Bei Ungeduld und Reizbarkeit: **Impatiens.**

Bei Angstzuständen: **Mimulus, Aspen, Red Chestnut, Rock Rose.** Wenn ihr fürchtet, die Beherrschung zu verlieren: **Elm** und, auch hier, **Cherry Plum.**

Entspannt und lockert euch, indem ihr mindestens eine Minute lang alle Glieder schlenkert und schüttelt, einschließlich der Gesichtsmuskeln; dann atmet tief ein und stoßt einen lauten Schrei aus oder laßt hörbar die Luft heraus und beginnt noch einmal von vorn.

Weitere Pflanzen

Wir haben bereits **Salbei** und **Melisse** erwähnt, deren beruhigende Wirkungen hier durchaus angebracht sind. Andere Pflanzen weisen noch speziellere Wirkkräfte auf:

- **Saathafer** (Avena sativa)

ist ein energiespendendes Getreide, reich an Mineralien und Vitaminen, und baut wieder auf. Er wird deswegen gerne Kindern, RekonvaleszentInnen und bei Erschöpfung gegeben - einer immer häufiger zu beobachtenden Zeiterscheinung. Auch wirkt er günstig bei Diabetes und stimuliert die Schilddrüse. Saathafer wird am liebsten im Winter gegessen - als Müsli oder als gekochter Haferbrei. Kleinkindern wird die Hafermilch (Aufguß des Haferstrohs) gegeben. Als Urtinktur ist Hafer bei Schlaflosigkeit anzuraten: 40 Tropfen abends oder gegen Erschöpfung: 20 Tropfen, 3 mal täglich vor den Mahlzeiten.

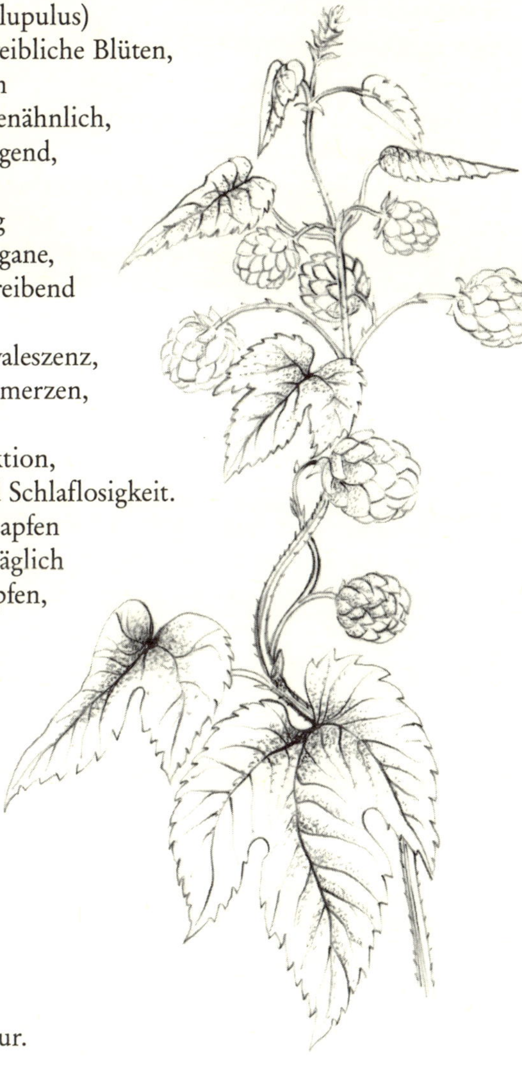

● **Hopfen** (Humulus lupulus)
Verwendet werden: weibliche Blüten, Früchte, Fruchtzapfen
Eigenschaften: östrogenähnlich, belebend, appetitanregend, verdauungsfördernd, beruhigende Wirkung auf die Geschlechtsorgane, Hypnotikum*, harntreibend und blutreinigend.
Indikationen: Rekonvaleszenz, Blutarmut, Magenschmerzen, weißer Ausfluß, Gebärmutterhalsinfektion, Hautkrankheiten und Schlaflosigkeit.
Aufguß: 30 g Fruchtzapfen auf 1 Liter, 3 Tassen täglich
Urtinktur: 20-50 Tropfen, 2-3 mal täglich.

Saathafer
und Hopfen
sind Pflanzen,
die je nach
Dosierung
entweder anregend
oder auch
beruhigend
wirken -
ein interessanter
Widerspruch der Natur.

Hopfen

• **Passionsblume** (Passiflora incarnata und Passiflora caerulea)
Verwendet werden: Blüten, Blätter
Eigenschaften: beruhigend, krampflösend, Antidepressivum
Indikationen: Schlaflosigkeit, nervöse Reizbarkeit, Beschwerden der Wechseljahre, Herzklopfen.
Achtung: Die Passionsblume wird NeurasthenikerInnen (Neurasthenie bedeutet nervöse Erschöpfung) empfohlen, weniger jedoch Hyperaktiven, denn sie wirkt anregend.
Aufguß: 10 g (zwei Teelöffel) pro Tasse, 2-3 Tassen pro Tag.
Urtinktur: 30-50 Tropfen vor dem Schlafengehen.

• **Baldrian** (Valeriana officinalis)
Verwendet werden: Wurzel, (die ganze Pflanze)
Eigenschaften: wirkt ausgleichend auf das Nervensystem, anxiolytisch, krampflösend.
Indikationen: Übererregbarkeit, Schlaflosigkeit, Hitzewallungen, Herzklopfen. Krampfzustände bei Kindern, Asthma.
Achtung: wirkt besser bei Nervösen, ist weniger angezeigt bei MelancholikerInnen (obwohl es bei manchen Menschen gegenteilige Wirkung haben kann)
Urtinktur: 20-50 Tropfen, 2-3 mal täglich.

Alle o.g. Pflanzen können auch in Verbindung mit anderen verwendet werden, zum Beispiel:

Urtinktur Passionsblume (oder Baldrian)	5 g
Urtinktur Weißdorn	5 g
Glyzerinmazerat Linde D1 ad	100 g

50 Tropfen vor dem Schlafengehen odere als integrale Frischpflanzensuspension, ebenfalls kombiniert mit o.g. Pflanzen.

Als ätherische Öle:

- **Lavendel** (Lavandula officinalis oder vera und Lavandula spica)

Symbolisch reinigt der Lavendel Herz und Körper und steht für Vornehmheit, gepaart mit Bescheidenheit und Großzügigkeit (siehe Mailhebiau über Lavandula vera).
Verwendet werden: Blüten und das ätherische Öl der Pflanze
Eigenschaften: krampflösend, beruhigend, entzündungshemmend, antiseptisch und bakterizid, begünstigt die Sekretion der Gallenblase, harntreibend und schweißtreibend, herzstärkend, senkt den Blutdruck, entlastet die Kreislauf- und Muskeltätigkeit, menstruationsfördernd.
Äußerlich angewandt: wundheilend, bei Ekzemen (Lavandula vera), antiseptisch, bei Insektenstichen, Akne (Lavandula spica).
Indikationen: alle Erkrankungen des Nervensystems (Lavandula vera), Infektionskrankheiten (der Atemwege: Lavandula spica), Reizbarkeit, Melancholie, Migräne, Blasenentzündung, weißer Ausfluß, Venenentzündung und Muskelkrämpfe.
Aufguß: 2 Teelöffel (10 g) pro Tasse, 3 Tassen pro Tag.
Sud zur äußerlichen Anwendung: 1 Handvoll Blüten (30-40 g) pro Liter.
Ätherisches Öl: 1:10 in Dispersion verdünnt oder eine Alkohol-Glyzerin-Mischung: 4 Tropfen, 3 mal pro Tag.

- **Brennessel** (Urtica dioica) - behebt Mineralmangel

Verwendet werden: Blätter, die ganze Pflanze
Eigenschaften: stärkend, adstringierend, gefäßverengend, blutbildend, entschlackend, harntreibend, leberentlastend, verdauungsfördernd, antirheumatisch, baut die Knochensubstanz auf.
Indikationen: Wechseljahre, Ängstlichkeit, Blutungen, Blutarmut, Hautkrankheiten, Rheuma, Beschwerden der Harn- und Gallenwege, Durchfall, Blähungen, Haarausfall.
Als Aufguß wirkt Brennessel entschlackend. In Kapselform (wobei die ganze Pflanze verwendet wird) führt sie Mineralien zu und wirkt ausgleichend auf den Organismus: 2 Kapseln zu jeder Mahlzeit oder als integrale Frischpflanzensuspension: 2 Maßeinheiten täglich. Die

jungen Triebe sind ganz besonders kräftigend, sie werden im Frühjahr als Suppe oder als Gemüse (wie Spinat) zubereitet. Urtica urens wird äußerlich bei Juckreiz verwendet, zu 10% einer Creme beigegeben.

Homöopathie

In der Homöopathie haben wir eine Reihe von wirksamen Mitteln. Bei Reizbarkeit: Lachesis, Actea racemosa, Nux vomica, Lycopodium, Chamomilla, Ignatia, Crocus, Colocynthis, Aurum u.a.

Bei Depressionen: Sepia, Causticum, Natrium muriaticum, Conium, Staphysagria, Foliculinum C 5, 1 mal wöchentlich genommen, können in Zeiten hormoneller Umstellungen zahlreiche Symptome (auch psychischer Art) lindern.

Diese Heilmittel wirken am besten, wenn sie ganz individuell dosiert werden. Dabei sind der Charakter der Frau, ihre allgemeinen und akuten Beschwerden und die Art und Weise, wie und wann sie auftreten, zu berücksichtigten. Homöopathische Nachschlagewerke geben eine ausführliche Beschreibung zu den Anwendungsmöglichkeiten der Mittel. Es ist schwieriger und dauert länger zu lernen, wie die Homöopathie genutzt wird als zu begreifen, wie frau mit Bachblüten und der Phytotherapie* umzugehen hat. Es kann sein, daß ihr dazu die Hilfe einer/s HomöopathIn braucht, aber die Heilerfolge können dann tiefgehender und dauerhafter sein.

Vitamine und Spurenelemente

Sind wir Streß ausgesetzt, verbrauchen wir mehr Spurenelemente und Vitamine. In den Wechseljahren brauchen wir insbesondere die Vitamine des B-Komplexes, die in Vollwertgetreide und in Bierhefe enthalten sind. Aber auch die Spurenelemente sollten wir nicht vergessen:

- **Zink** als Regulator von Hypophyse und Keimdrüsen ist sehr gut bei Nervosität, Reizbarkeit, schneller Erschöpfung; Zink ist u.a. enthalten in Weizen, Gerste, roten Beeten, Kohl, Spinat, Pfirsich, Orange.

- **Magnesium** wirkt ausgleichend auf Psyche und Nervensystem; es hilft auch bei Muskelkrämpfen. Wir finden es in Mandeln, Weizen, Hafer, Gerste, Mais, Datteln, Spinat, Kartoffeln, roten Beeten, Pollen und zahlreichen Obst- und Gemüsesorten sowie im Kakao (daher bei Magnesiummangel der Heißhunger auf Schokolade). Als Nahrungsergänzung empfehlen sich Biomagnesin oder Spurenelemente.

- **Aluminium** als Spurenelement wirkt anxiolytisch* wie Baldrian bei Einschlafschwierigkeiten (weil frau nicht abschalten kann).

- **Lithium** wirkt ebenfalls anxiolytisch und hilft bei Schlaflosigkeit, Depressionen und Melancholie. In Form von Spurenelementen kann frau in Krisenzeiten die drei- bis sechsfache Tagesdosis nehmen.

Sehr bewährte Methoden, die die Selbstregulationskräfte in Gang setzen, denn es handelt sich ja um eine Zeit, in der frau sich an neue Gegebenheiten anpassen muß, sind Yoga, Meditation, Transaktionsanalyse, Bio-Feedback, Gigong, Massage, Akupunktur u.a., aber auch Sonne, barfuß durchs Gras laufen, sich auf die nackte Erde legen, tanzen, singen, Sport und Gymnastik, Sex - eine Riesenpalette!

ACHTES KAPITEL

Osteoporose

Nur 15 bis 20% aller Frauen leiden unter Wechseljahrsbeschwerden (Hitzewallungen, Trockenheit der Schleimhäute), und das auch nur vorübergehend. Deshalb war den multinationalen Pharmakonzernen daran gelegen, ein langfristiges Gesundheitsrisiko zu (er)finden, das eine Hormoneinnahme bis ans Lebensende rechtfertigt. Sie haben hart darum gekämpft, neue Märkte zu erobern, und die Angst, die heute vor der Osteoporose besteht, ist größtenteils auf ihre Werbekampagnen zurückzuführen.

Osteoporose ist eine Krankheit, bei der die Knochensubstanz abnimmt; die verringerte Dichte macht die Knochen zerbrechlicher und vergrößert das Risiko eines Bruchs. Da Östrogen den Verlust des Knochenkalziums verlangsamt, will die Pharmaindustrie uns glauben machen, daß die Knochen nach der Menopause zwangsläufig Mineralien verlieren mit Osteoporose als Folgeerscheinung: Bei älteren Menschen würden die Wirbelkörper schrumpfen, wodurch eine Neigung zum Buckel bestehe, und es bestehe ein Risiko von lebensgefährlichen Brüchen.

Ein Teil davon entspricht der Wahrheit, ein anderer besteht aus Lügen, angesichts derer die Pharmakologen uns den einzigen Rettungsanker zuwerfen: Künstliche Östrogene und Kalzium bis ans Ende des Lebens!

Wir müssen unterscheiden:

Es stimmt, daß ein Knochenbruch für einen älteren Menschen sehr ernst sein kann; vielleicht trifft das nicht gerade auf einen Handgelenksbruch zu, doch umso mehr auf einen Wirbelbruch oder einen Bruch des Oberschenkelhalses. Die daraus resultierende Bewegungsunfähigkeit verlangsamt den Kalkstoffwechsel und leistet der Osteoporose Vorschub. Und nicht nur, daß der Mensch dann unfähig ist, sich zu bewegen, sondern der ganze Organismus erlahmt. Die Betroffenen bekommen dann häufig Infektionen der Atemwege, ihr Blutkreislauf verlangsamt sich, und es besteht die Gefahr einer Venenentzündung oder Embolie. Das Blut gerinnt, was zu Pfropfen mit örtlichen Entzündungsherden führt. Wenn sich solche Thromben lösen und in ein größeres Organ gelangen (Lunge, Gehirn, Herz), kann das tödliche Folgen haben. Knochenbrüche heilen bei älteren Menschen langsamer als bei jungen.

Hier kommen wir zu einem ganz wichtigen Punkt: Der Knochen ist keine leblose Masse, die zwangsläufig im Laufe der Jahre ihre Mineralstoffe verliert, sondern lebendes Gewebe, dessen Zellen sich ständig erneuern. Solange es Leben gibt, gibt es auch Zellerneuerung. Das scheint selbstverständlich, doch will man uns das Gegenteil glauben machen. Oft schließt das stillschweigend die Ansicht ein, nach der Menopause könne nur noch Gebrechlichkeit kommen. Ein/e Erwachsene/r ist imstande, innerhalb eines Jahres schätzungsweise 10-30 % seiner Knochensubstanz zu erneuern. Mit zunehmendem Alter geschieht das weniger schnell, doch hört der Erneuerungsprozeß deswegen nicht auf. Nach wie vor wird der Organismus mit Mineralien versorgt - auch nach dem 60. Lebensjahr - und damit die Knochensubstanz gestärkt.

Bei TennisspielerInnen ist festgestellt worden, daß die Knochendichte der Arme um bis zu 35 % variieren kann - zwischen dem Arm, der den Schläger hält, und dem anderen. Ferner haben mehrere Studien gezeigt, daß körperliche Bewegung die Knochendichte bei älteren Menschen erhöht (1).

Körperliche Bewegung baut die Muskulatur auf und erhöht die Spannung, die das aktive Gliedmaß auf den Knochen ausübt. Gewicht und Bewegung müssen auf das Skelett einwirken, damit die Knochen fest bleiben. Sport und Gymnastik verbessern auch die Körperhaltung, den Stoffwechsel der Atemwege und stimulieren die Gefäßbildung, was ebenfalls der Gesundheit zugute kommt. Unter Körperübungen, die am meisten empfohlen werden, seien erwähnt: Gewichtheben, Tennis, Tanzen, Wandern, Laufen, Treppensteigen, Radfahren und Schwimmen.

Natürlich darf die körperliche Bewegung nicht gewaltsam ausgeführt werden, damit frau am Ende nicht mit einer Verstauchung oder Schlimmerem zur Unbeweglichkeit verdammt ist! Drei- oder viermal pro Woche eine Stunde lang ausgewogene Bewegung machen schon viel aus.

Da der positive Effekt nur so lange anhält, wie die Übungen durchgeführt werden, ist Kontinuität notwendig; daher ist es besser, etwas auszuwählen, das Spaß macht und das möglichst zusammen mit anderen praktiziert werden kann, weil auf diese Weise ein Ansporn gegeben ist. Ein weiterer Vorteil körperlicher Bewegung: Es werden Endorphine (körpereigenes Morphin, Hormone) freigesetzt - ein hervorragendes Mittel gegen Depressionen.

Zur Vorbeugung des Risikos von Knochenbrüchen scheinen feste Muskeln und gute Beweglichkeit im übrigen wichtiger zu sein als die Knochendichte (2).

Maßhalten bei allem ist angesagt. Übermäßige körperliche Bewegung und auch Anorexie* verhindern den optimalen Aufbau der Knochensubstanz. Junge Mädchen, die zu viel Sport treiben und ihre Monatsblutung nicht mehr bekommen (Amenorrhö* der Sportlerinnen), tragen Entwicklungsstörungen davon, die es verhindern, daß der Körper einen ausreichenden Vorrat an Mineralien aufbauen kann.

Welch enorm wichtige Rolle die Ernährung bei der Mineralstoffzufuhr spielt, konnte von Prof. Béguin in La Chaux de Fonds nachgewiesen werden (3). Seine Studie über Kinder im Schulalter enthielt drei Variablen: Brot (Vollkornbrot, halb Vollkorn-halb Weißbrot, Weißbrot), Zucker (Rohrzucker, brauner Zucker, weißer Zucker) und Fluor (jeden Tag genommen, jeden zweiten Tag genommen, von den Eltern abgelehnt). Die Studie ergab, daß Kinder mit Vollkornbrot, Rohrzucker und Fluor (jeden zweiten Tag genommen) die besten Zähne hatten. Ein Ergebnis, das keine Überraschung sein mag, das wir uns aber trotzdem ins Gedächtnis rufen sollten, denn zu oft denken ÄrztInnen nur an pharmazeutische Zusätze und lassen die Ernährung außer acht.

Im Prinzip sind sich alle darüber einig, daß körperliche Bewegung und Ernährung für eine gute Gesundheit der Knochen unerläßlich sind. Doch nicht jede/r zieht daraus dieselben Schlüsse.

Wenn dem Körper Kalzium fehle, hole er es sich aus den Knochen. Um eine ausreichende Kalziumzufuhr zu gewährleisten, raten viele ÄrztInnen dringend dazu, täglich Milchprodukte zu verzehren und vernachlässigen dabei Gemüse und Vollwertgetreide. In Zeiten erhöhten Bedarfs schlagen sie vor, eine Nahrungsmittelergänzung in Form eines Arzneimittels einzunehmen.

Ich persönlich sehe die Dinge anders und glaube, daß wir den Mangel an Mineralstoffen, den wir heute bei vielen Menschen verzeichnen (sehr frühes Auftreten von Zahnkaries, Zahnersatz in immer jüngeren Jahren, Osteoporose bei älteren Menschen) in erster Linie den Sünden der Lebensmittelindustrie und einer Lebensweise, in der zuviel gesessen wird, verdanken. Seit mindestens zwei Generationen verfeinert die Lebensmittelindustrie unser Getreide im Übermaß und entfernt die Schale des Korns und seine Außenschicht, genau den Teil, der Mineralstoffe, Vitamine und Spuren von Eiweiß enthält. Wenn wir nur das Innere des Korns essen, begnügen wir uns mit der Stärke. Der Lebensmittelindustrie ist es gelungen, uns glauben zu machen, daß das raffinierte Produkt (weißes Brot, weißer

Reis) qualitativ besser ist als Vollkornbrot bzw. ungeschälter Reis. In Portugal werden Vollwertprodukte *nur* kranken Menschen gegeben, bei uns werden sie nicht einmal den Kranken zugeteilt! Es tut mir immer weh, wenn ich sehe, welche Speisen im Krankenhaus ausgegeben werden, mit Butter, Fleisch oder Käse, mit Kartoffeln oder geschältem Getreide, handelt es sich hier doch um bettlägerige oder zumindest in ihren Bewegungen eingeschränkte Patienten. Das ist wirklich keine Unterstützung des Heilprozesses, sondern eher eine Garantie für Verstopfung!

Ist es nicht absurd, geschältes Getreide zu essen und Kleie und Weizen getrennt kaufen zu müssen, damit wir sie in den Joghurt geben können, um der Verstopfung entgegenzuwirken?

Beim Thema Kalziumbedarf des Körpers wird den Milchprodukten viel zu viel Bedeutung beigemessen. Für Kinder mögen Milchprodukte gut sein - sieht man von den immer häufiger auftretenden Allergien und den zunehmenden Asthmafällen ab -, doch für Erwachsene sind sie (außer während der Schwangerschaft, beim Sport und beim Aufenthalt in Höhenlagen) nicht unbedingt vorteilhaft. Ich war sehr überrascht, auf Plakaten, die zur Ernährungserziehung in Schulen aufgehängt waren, die Abbildung einer neuen Nahrungsmittelgruppe allein für Milchprodukte zu sehen. Anstatt eine einzige Gruppe für Proteide (zusammengesetzte Eiweiße) vorzustellen, werden zuerst Fleisch, Eier und zwei, drei winzige Bohnen in einer Ecke (1) gezeigt, gefolgt von einer getrennten Gruppe mit Milchprodukten (2), einer Gruppe mit Gemüse und Obst (3), einer mit Fett (4) und einer mit stärkehaltigen Nahrungsmitteln (5). Diese Lehrtafel lädt zu einer Ernährung ein, die sehr fettreich ist und viel Säure erzeugt, um so mehr, als sie mit geschältem Getreide angereichert wird. Arthritis, Arthrose und Gelenkschmerzen werden nicht lange auf sich warten lassen! Es ist richtig, daß Milchprodukte viel Kalzium enthalten, doch sollte Gemüse deshalb nicht vernachlässigt werden. Sesam enthält mehr Kalzium als Käse und Mandeln, Nüsse und Sardinen enthalten genauso viel davon wie Milch. Für eine gute Kalkbildung bedarf es einer abwechslungsreichen Mineralzufuhr mit ausreichenden Mengen an Phosphor, Fluor, Magnesium und Kupfer.

An der Mineralstoffzufuhr ebenfalls beteiligt sind: das Nebenschilddrüsenhormon, das Vitamin D, Kalzitonin und schließlich das Östrogen, das eher indirekt wirkt.

Das Nebenschilddrüsenhormon (Parathormon) überwacht die Kalziumkonzentration im Blut. Wenn er sinkt, erhöht sich der Anteil an Parathormon und gewinnt Kalzium aus dem Nierenstoffwechsel und aus den Knochen. Das Vitamin D stammt aus der Ernährung und von der Sonne. Es erhöht die Kalziumaufnahme durch den Dünndarm und holt sich, wenn nötig, Kalzium auch aus dem Harn und den Knochen. Kalzitonin ist ebenfalls ein Hormon, das von der Schilddrüse ausgeschüttet wird; es schützt die Knochen vor der Zerstörung durch Osteoklasten (mehrkernige, das Knochengewebe vernichtende Riesenzellen). Die Rolle der Östrogene für die Gesundheit der Knochen ist noch nicht gänzlich erforscht; möglicherweise blockieren sie das Parathormon und bremsen damit den Verlust des Knochenkalziums. Der genaue Mechanismus ist noch nicht bekannt. Das Progesteron soll eine eher nachteilige Rolle für die Knochen spielen, dadurch, daß es deren Mineralisierung verringert.

Trotz allem stimmt uns die Werbung nachdenklich, denn wenn die Osteoporose schuld am Östrogenmangel ist, warum leiden dann nicht mehr Frauen daran? Zudem haben auch Männer Osteoporose und Knochenbrüche, doch gibt es keine Diskussion, weil damit die Bedeutung der Östrogene relativiert würde.

Wie häufig kommt dieses Leiden denn tatsächlich vor? In den USA verzeichnen 5-7 % aller 70jährigen ein Zusammensinken der Wirbel, und nur 25-50 % von ihnen weisen überhaupt Symptome auf (6). Für viele Menschen stellt die Osteoporose also keinerlei Gefahr dar.

Wenn es stimmt, daß Menschen an den Folgen von Knochenbrüchen sterben, müssen auch andere Alterskrankheiten und das allmähliche

Hinfälligwerden in den vorausgehenden Jahren berücksichtigt werden. Meines Wissens nach kommen viel mehr Frauen durch Herz- und Gefäßkrankheiten sowie Krebs zu Tode als durch Oberschenkelhalsbrüche.

In der Schweiz ist 1% der Bevölkerung von Oberschenkelhalsbrüchen betroffen; was das Schrumpfen der Wirbel anbelangt, so sind die Zahlen - den Physiopathologen des Kantonskrankenhauses der Genfer Universität zufolge - mit den amerikanischen Prozentangaben vergleichbar. Kann das eine Rechtfertigung dafür sein, daß alle Frauen bis ans Ende ihres Lebens Hormone nehmen sollen?

Kehren wir zu den Phasen des Lebens zurück, in denen ein erhöhter Bedarf besteht:
Nach der Kindheit erreicht unsere Knochensubstanz ihre größte Dichte im Alter von 30 bis 35 Jahren, und bis zum Alter von etwa 50 Jahren ist der Verlust gering. Haben wir die 50 überschritten, so müssen wir aufpassen. Bei Frauen fallen diese Jahre mit der Verringerung der Östrogenmenge zusammen, die die Mineralisierung begünstigt. Während der fruchtbaren Jahre haben Schwangerschaft und Stillzeit den Mineralbedarf beträchtlich erhöht. Der Verlust der Knochensubstanz ist nach der Menopause vorübergehend größer und stabilisiert sich erst nach einigen Jahren. Danach vollzieht sich der Mineralienabbau bei der Frau im selben Tempo wie beim Mann. Zudem ist eine Remineralisierung gut möglich.

Wer muß besonders achtgeben?

- Frauen und Männer der weißen Bevölkerungsgruppen
- Magere und Schlanke
- alle, die viel sitzen und alle, die sich nicht bewegen können
- RaucherInnen, Gestreßte
- Frauen und Männer, die Kaffee und Alkohol trinken
- diejenigen, deren Eltern oder Großeltern an Osteoporose gelitten haben

- Frauen, die Diät gehalten haben, Frauen, die in ihrem Leben lange Blutungsausfälle hatten (aufgrund von übermäßiger sportlicher Betätigung oder Anorexie)
- Frauen, die vorzeitig in die Wechseljahre gekommen sind (aufgrund eines chirurgischen Eingriffs oder Medikamenteneinnahme)
- alle, die mit Cortison und Prednisone behandelt werden oder Schilddrüsenhormone nehmen

Hat frau die 50 überschritten und fürchtet sie, besonderen Risiken ausgesetzt zu sein, kann durch eine einfache Untersuchung Klarheit geschaffen werden, und zwar mit Hilfe der **Mineralometrie** oder **Densitometrie** der Knochen. Es handelt sich dabei um eine neue Röntgentechnik, mit der die Knochendichte gemessen werden kann (zum Beispiel der Lendenwirbel oder des Oberschenkelhalses). Der Grad der Mineralisierung drückt sich in Prozenten aus - im Vergleich zur eigenen Altersgruppe oder im Vergleich zum Durchschnittswert bei 30jährigen. Diese Untersuchung kann frühestens zwei Jahre später wiederholt werden, denn die Knochenerneuerung geht nicht schnell vonstatten. Die Untersuchung ist zweckmäßig; sie erlaubt manchen Frauen, eine Hormoneinnahme zu vermeiden, beispielsweise wenn ihre Knochensubstanz eine Dichte aufweist, die höher ist als für ihre Altersgruppe üblich. Andere Frauen, bei denen bereits ein Mineralabbau eingesetzt hat, haben durch den Test die Möglichkeit, die Wirksamkeit ihrer Behandlung zu überprüfen. In meiner Praxis habe ich Frauen gesehen, die älter als 60 Jahre alt waren und bei denen sich die Knochen dennoch erneuerten und »verjüngten«, weil die Frauen sich gesund ernährten, für körperliche Bewegung sorgten und auf natürliche Mineralstoffzusätze schworen.

Aber auch die Messung des Mineralgehalts der Knochen ist nur bedingt aussagekräftig. Auch ohne Osteoporose gibt es Knochenbrüche. Und was die Wirbel anbelangt, so ist eine geringe Knochendichte zwar tatsächlich mit einem größeren Knochenbruchrisiko verbunden, doch für einen Bruch des Handgelenks und des Oberschenkelhalses ist das nur ein Faktor von mehreren. An der University of

California ist nachgewiesen worden, daß PatientInnen, die einen Oberschenkelhalsbruch erlitten hatten, nicht öfter Osteoporose hatten als andere Menschen ihres Alters (7).

Die Mineralometrie erlaubt keine verbindliche Aussage darüber, was in 30 Jahren sein wird. Als systematische Anwendung zur Erkennung von Osteoporose scheint sie nicht geeignet zu sein. Die Kosten für die Untersuchung wären sehr hoch, und es ist die Frage, wieviele Knochenbrüche bei älteren Menschen dadurch überhaupt verhindert würden. Zudem ist zu beachten: Wer eine Untersuchung verlangt, sollte sich zuerst fragen, wie sie mit dem Ergebnis umgehen wird. Wenn ohnehin feststeht, daß Substitutionshormone verschrieben werden, hat dies auf Dauer keinen Einfluß auf die Lebensweise. Wird die Untersuchungsmethode dagegen genutzt, um die Wirksamkeit einer Behandlung zu beobachten, ist sie vielleicht zweckmäßig.

Eine umfassende Behandlung, die Änderungen in den Ernährungsgewohnheiten und gezielte körperliche Bewegung mit einschließt, könnte mit der Einnahme von Ersatzhormonen verglichen werden. Solche Vergleiche sind jedoch schwierig aufgrund der Tatsache, daß alternative Behandlungsmethoden sehr individuell gestaltet sind und daher nicht mit denselben statistischen Mitteln überprüft werden können wie schulmedizinische Behandlungen.

Alternativen

Kalzium ist lebenswichtig für die Knochen, die Zähne, die Sehnen, die Zellkerne und die ausgewogene Zusammensetzung des Blutes. Wie wir gesehen haben, hängt es vom Phosphor, den Vitaminen D und C, von Magnesium und Kupfer ab, inwieweit Kalzium im Körper gebunden wird. Um eine ausreichende Zufuhr dieser verschiedenen Elemente sicherzustellen, raten wir zu einer Ernährung, die reich an Rohkost ist; ferner sollte frau regelmäßig in die Sonne gehen, sofern dies Umweltbedingungen (Ozonloch) und Klima nicht verhindern.

Die wichtigsten Pflanzen sind: Weizen, Hafer, Walnüsse, Haselnüsse, Mandeln, Sesam, Karotten, Kohl, Spinat, Sellerie, Kartoffeln, Zwiebeln, Steckrüben und Pollen.

Der tägliche Kalziumbedarf in den Wechseljahren wird auf 800 mg veranschlagt. Manche Quellen gehen bis zu 1 000 mg, ja sogar bis zu 1 400 oder 1 500 mg.

Da Milchprodukte besonders reich an Kalzium sind, sollte frau darauf achten, daß sie nicht ganz in ihrer Ernährung fehlen. In dieser Altersgruppe werden Milchprodukte am besten in Form von Joghurt, Kefir, magerem Quark und - eventuell - entrahmter Milch vertragen. Doch sollte frau die wohltuende Wirkung von Milchprodukten nicht überschätzen. Käse ist, wie wir bereits gesehen haben, in unserem Alter zu schwer. Hat frau eine Allergie (Asthma etc.) gegen Milchprodukte, kann sie durchaus darauf verzichten.

Wie gehen wir vor?

100 g Milch (oder Joghurt) enthalten 120 mg Kalzium. Im Vergleich dazu haben getrocknete Früchte ebenfalls einen erheblichen Kalziumanteil: 3 kleine getrocknete Feigen enthalten immerhin 65 mg, ebensoviel wie eine Handvoll Rosinen oder vier Datteln. Eine Handvoll Mandeln - und wir haben fast schon die gesamte Tagesdosis! Sojamilch ist ebenfalls eine gute Alternative: 1 Glas (200 ml) enthält 232 mg Kalzium. Tofu und die anderen Sojaderivate sind ebenfalls kalziumreich. Und 50 g Sardinen enthalten sogar 230 mg Kalzium!

Auch Gemüsesuppe stellt eine wertvolle Mineralstoffquelle dar. Das volle Korn des Getreides (ungeschält) ist unerläßlich. Eine andere Kalziumquelle ist ganz einfach das Mineralwasser! Schaut auf das Etikett, manche Sorten sind recht reich an Kalzium. Aber Vorsicht! Nehmt kein kohlensäurehaltiges Wasser, denn Kohlenstoff wird in den Nieren gegen Kalzium ausgetauscht.

Den Mineralstoffbedarf in einer natürlichen Ernährung zu suchen, anstatt sie sich mittels pharmazeutischer Ergänzungen zu verschaffen, ist kein Selbstzweck; natürliche Lebensmittel enthalten eine Vielfalt von Mineralien und Vitaminen, die unerläßlich sind, damit wichtige Mineralien wie das Kalzium im Körper gebunden werden können. Andererseits kann frau die Mineralstoffzufuhr auch übertreiben, was andere Krankheiten zur Folge haben kann: Harninfektionen, Nierensteine und möglicherweise sogar Rheuma und Arthritis.

Gemüsearten mit grünen Blättern wird eher ein besonders hoher Anteil an Eisen denn an Kalzium zugeschrieben; dennoch sind sie eine wichtiger Faktor für die Gesundheit unserer Knochen - beispielsweise Brokkoli, Mangold (das Grüne mitessen), Petersilie, Brennessel, Löwenzahn.

Proteine spielen eine wichtige Rolle, frau sollte solche wählen, die reich an Kalzium sind (Tahin, Sesambutter), fettreichen Fisch, der die Bildung der D-Vitamine fördert, wie Lachs, Heilbutt, Kabeljau und Sardinen.

Für die Vitamine C und D stehen uns Zitrone, Alfalfa (Luzerne), Brennessel und Löwenzahn zur Verfügung.

Leider gibt es auch Nahrungsmittel, die die Kalziumresorption im Körper erschweren. Frau sollte Kaffee, schwarzen Tee, raffinierten Zucker, Tabak, Alkohol, rotes Fleisch, kohlesäurehaltiges Mineralwasser und zuviel Salz meiden.

Natürliche Mineralstofflieferanten

- **Pollen**: ein Teelöffel nach jeder Mahlzeit

- **Alfalfa** oder Luzerne (Medicago sativa): wichtiger Minerallieferant. Dragees oder Pulverkapseln (ganze getrocknete Pflanze), 2 Stück, 2 mal täglich.

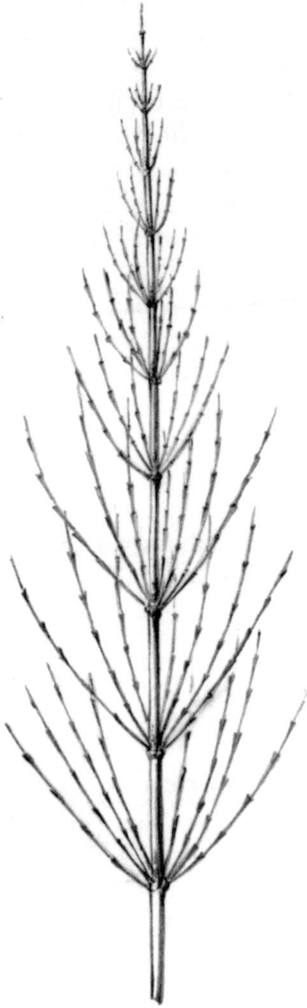

Schachtelhalm

Schachtelhalm (Equisetum arvense)
enthält alles, was frau braucht – Kieselsäure, Kalzium, Eisen, Magnesium, Vitamin C
Verwendet wird: die ganze Pflanze

Um ausreichend Mineralien aufzunehmen, sollte frau nicht zu Aufguß oder Urtinktur greifen, denn sie würde damit vor allem die harntreibende Wirkung spüren, sondern zu integraler Frischpflanzensuspension oder Kieselgeldragees und Pulverkapseln (ganze, getrocknete Pflanze).
Dosierung: integrale Frischpflanzensuspension: 1 Maßeinheit, 2 mal täglich in etwas Wasser.
300 mg-Kapseln/Dragees: 2 mal täglich 2 Stück nach den Mahlzeiten.

• **Brennessel** (Urtica dioica)
enthält ebenfalls alle lebenswichtigen Mineralien.
Am besten in Kombination mit

integr. Frischpflanzensaft Schachtelhalm aa qsp 150 ml
integr. Frischpflanzensaft Brennessel
1 Maßeinheit, 2 mal täglich in etwas Wasser

• **Aufbaukalk** von Weleda, bestehend aus zwei Fläschchen: einem roten für morgens und einem blauen für abends. Er wird aus Kürbiskernen und Austern hergestellt.

• **Cal-Mag Vitalia** aus den Salzen der Dolomiten
Einnahme nach Vorschrift. Es wird empfohlen, nach jeweils 3 Wochen 1 Woche lang zu pausieren.

Zusätzlich kann frau nehmen:

Glyzerinmazerat **Tanne** D 1
50 Tropfen, 2 mal täglich.

Zur Erinnerung: körperliche Bewegung ist unerläßlich für die Gesunderhaltung der Knochen: 3 mal wöchentlich 1 Stunde Wandern, Radfahren, Schwimmen...

NEUNTES KAPITEL

Gelenkschmerzen

Die Entzündung der Gelenke wird Arthritis genannt. Wir interessieren uns hier vor allem für Entzündungsschmerzen, auch Rheuma genannt, auf chronische Schmerzen, ohne auf Gelenkinfektionen wie akutes Gelenkrheuma einzugehen (das beispielsweise Folge einer Endokarditis [Herzinnenhautentzündung] sein kann).

Andere rheumatische Schmerzen sind nicht Gelenk-, sondern Muskelschmerzen, die mit Steifheit der Gelenke (Fibrose) einhergehen. Es gibt auch Schmerzen, die von zuviel Säure in den Muskelfasern herrühren.

Wir sollten diese Schmerzen sorgfältig von der Osteoporose unterscheiden, denn sie haben nichts miteinander zu tun. Die Osteoporose ist selten schmerzhaft - außer, wenn es zu Knochenbrüchen kommt. Auch wenn die Schmerzen sich nach der Menopause verschlimmern, besteht kein direkter Zusammenhang mit ihr.

Die Epikondylitis (Entzündung eines Knochenvorsprungs, z.B. des Ellenbogens), die Bursitis (Schleimbeutelentzündung im Gelenk) oder die Tendinitis (Sehnenentzündung) verursachen Schmerzen, die sehr schlimm sein und ganz plötzlich auftreten können. Sucht frau eine/n SchulmedizinerIn auf, bekommt sie unvermeidlich Kortison verschrieben.

Mit der Zeit können die Schmerzen chronisch, die Gelenke in Mitleidenschaft gezogen und Arthrose hervorgerufen werden, wobei es möglicherweise zu Verformungen und Steifheit der Gelenke kommt.

Auch gibt es bei Frauen nach der Menopause eine häufig vorkommende Rheumaform - eine Art Gicht. Sie entsteht durch den Rückgang der Hormonproduktion; der Harnsäurestoffwechsel funktioniert nicht mehr sehr gut und begünstigt die Bildung von Harnsäurekristallen in den Gelenken. Das macht sich durch Schmerzen in den kleinen Gelenken (Finger und Zehen, Handgelenke und Fesseln) bemerkbar. Es liegt dann eine Entzündung mit Knötchenbildung vor, die zu einer Deformierung der Finger führen kann. Dieser Krankheitsprozeß ist vollständig reversibel, insbesondere wenn die harnsäurebildenden Nahrungsmittel reduziert werden.

Alternativen

Die Ernährung kann auch hier eine bedeutende Rolle spielen. Achten wir zunächst auf das Säure-Basen-Gleichgewicht (siehe Tabelle S.93ff). Eine ausgewogene Ernährung besteht zu 1/5 aus säurebildenden Lebensmitteln, zu 4/5 aus basenerzeugenden Lebensmitteln.

Neben der Ernährung muß die Tatsache berücksichtigt werden, daß wir in einem geschlossenen Raum viel mehr Säure aufnehmen als an der frischen Luft. Deshalb wirkt Gymnastik in einer Turnhalle auch nicht so heilsam gegen Azidose wie ein einfacher Spaziergang.

Es gibt **Lebens- und Genußmittel**, die wegen ihres großen Harnsäureanteils **gemieden werden sollten** (rote Fleischsorten, Innereien, Alkohol, schwarzer Tee, Kaffee und Schokolade), und es gibt andere, die wegen allgemeiner Gelenkbeschwerden, die sie hervorrufen können, nicht in Mengen genossen werden sollten (Zucker, Kartoffeln, Tomaten, Auberginen, Pfeffer, Milchprodukte sowie - auch hier - Fleisch und Alkohol).

Die Verschlimmerung von Gelenkschmerzen durch die Menopause läßt sich durch die Verringerung der Östrogene erklären, die ja, wie das Kortison, Steroide sind. Doch stellen Hormonbehandlungen hier keine große Hilfe dar.

Pflanzen

• **Schwarze Johannisbeere** (Ribes nigrum) - bei Gelenkproblemen unentbehrlich!
Verwendet werden: Blätter, Wurzeln
Eigenschaften: regt die Nebennieren zur Ausschüttung des Hydrocortisons an, Rheumamittel, entzündungshemmend, hormonregulierend, harntreibend, schwemmt Harnstoff und Harnsäure aus, regt Leber, Milz und Nieren an, reguliert den Blutandrang in den Organen.
Indikationen: Arthritis, Rheuma, Beschwerden der Wechseljahre, Migräne, Allergien
Glyzerinmazerat aus Knospen D1: 30-50 Tropfen, 3 mal täglich.

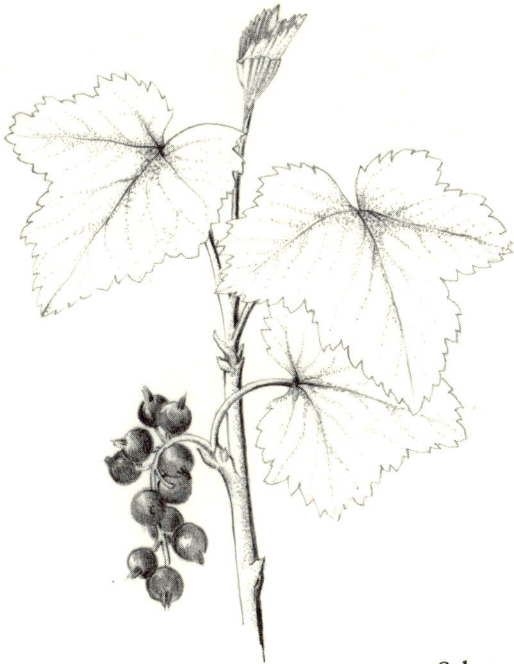

Schwarze Johannisbeere

Zur Beruhigung

• **Geißbart** oder **Wiesenkönigin** (Spiroea ulmaria)
Verwendet werden: Blätter und Blüten, die ganze Pflanze.
Enthält Salizylsäure, Eisen, Schwefel und Kalzium.
Eigenschaften: harntreibend, adstringierend, schlaffördernd, fiebersenkend, fördert die Gallensekretion, herz- und magenstärkend.
Indikationen: Rheuma, Arthritis, Blasensteine, Galleninsuffizienz, Durchfall, Bindegewebsentzündung.
Aufguß (Wasser nicht zum Kochen bringen) von 3, 4 frischen Blättern oder einem Teelöffel (5 g) getrockneter und zerkleinerter Blätter
Urtinktur: 10-15 Tropfen, 3 mal täglich.

• **Birke** (Betula alba und Betula pubescens)
Diese Pflanze, die wir bereits an anderer Stelle aufgeführt haben, wird hier wegen ihrer harnstoff- und harnsäureausschwemmenden Wirkung erwähnt. Birke hilft bei Rheuma, Arthritis und Arteriosklerose (alle im Anfangsstadium).
Aufguß aus Blättern, 40 g pro Liter; Knospenabsud: 100 g pro Liter mit einer Messerspitze Natriumbikarbonat, um das Harz aufzulösen; Absud aus der Rinde: 1 Teelöffel pro Tasse. Wohnt frau in der Stadt, ist das Glyzerinmazerat (von Betula pubescens) am leichtesten zugänglich: 50 Tropfen, 2-3 mal täglich;
Urtinktur (von Betula alba): 10-20 Tropfen, 2-3 mal täglich.

Rezepte für Kombinationsmittel

Ein Beispiel:

Urtinktur Geißbart
Glyzerinmazerat Schwarze Johannisbeere D1 } aa qsp 100 ml
25-50 Tropfen, 2-3 mal täglich

In anderen Fällen sind Glyzerinmazerate wirksamer, wenn sie getrennt genommen werden.

Zur Massage kann frau folgendes schmerzlindernde Kombinationsmittel verwenden:

Ätherisches Öl Birke (gelbe Rinde)	1 g
Ätherisches Öl duftende Gaultheria	1 g
Ätherisches Öl gemeiner Bergwacholder	1 g
Bindemittel Gel	qsp 50 g

Vitamine

Vitamin B 6 (Hefe), Vitamin C (Obst) und Vitamin D (Lebertran) sind besonders hervorzuheben.

Homöopathie

- **Arnica:** Schmerzen wie nach Traumen und Prellungen

- **Hypericum:** Schmerzen an den Gliedmaßen wie bei Quetschung

- **Phytolacca:** rheumatische Schmerzen, morgens schlimmer

- **Natrium sulfuricum:** Schmerzen, die sich bei Wetterwechsel (Feuchtigkeit) verschlimmern

- **Rhus toxicodendron:** Schmerzen, die sich bei langsamer Gymnastik bessern

Vergleiche auch: **Bryonia** (stechender Schmerz, z.B. an der Schulter), **Mercurius** (Schmerz verschlimmert durch Berührung) und **Sanguinaria** (Schulterschmerzen)

Praktische Anwendung: Zunächst 5 Globuli C 9 von einem der Mittel nehmen, 3 Tage lang. Wenn keine Wirkung eintritt, das Mittel absetzen und ein anderes ausprobieren. Wenn die Wirkung gut ist, versuchen, die Einnahmen in immer größeren zeitlichen Abständen vorzunehmen; ein- und dasselbe Mittel nicht zu lange nehmen. Wenn eine gute Wirkung erzielt wurde, ist es prinzipiell nicht nötig, das Heilmittel länger als einige Tage lang zu nehmen.

Soll frau Gymnastik treiben?

Bei akuten Rötungen, Hitze und Schmerzen ist Ruhe angezeigt, doch davor und danach solltet ihr in Bewegung bleiben!

Entspannung ist sehr wichtig, ebenso sanfte Gymnastik (Tai-Chi, Gigong, Yoga), um gelenkig zu bleiben. Von allen Sportarten ist Schwimmen am besten, weil es die Gelenke vom Körpergewicht entlastet.

Akupunktur kann sehr hilfreich sein, da sie Endorphine freisetzt und den Körper angesichts all der unerwarteten Veränderungen wieder ins Gleichgewicht bringt.

Und für Frauen, die sich dabei wohlfühlen: Sauna, Schlammbäder und Badekuren.

ZEHNTES KAPITEL

Nägel, Haut und Haare

Nägel und Haare lassen erkennen, inwieweit unser Körper mit Mineralien versorgt ist. Sie geben uns schneller Auskunft über unseren Mineralhaushalt als Knochen und Zähne.

Die Haare erneuern sich das ganze Leben lang, indem sie monatlich einen Zentimeter wachsen. Einige fallen aus und einige wachsen wieder nach, ungefähr 20 bis 100 pro Tag. Auch die Nägel wachsen und erneuern sich in anderthalb bis zwei Monaten - je nach Größe - vollständig.

Auf den Nägeln beobachten wir zuweilen weiße Flecken, die ein Zeichen von Mineralmangel sind. Wenn es nur wenige sind, kann frau fast immer die Ursache dafür erkennen, wenn sie anhand des nachgewachsenen Nagelstücks zurückrechnet. Welcher Streßsituation waren wir ausgesetzt (eine Reise, eine starke Emotion), die uns plötzlich dazu brachte, mehr Mineralien zu verbrauchen? Das macht sich alles bei der Nagelbildung bemerkbar! Oft besteht Zinkmangel im Blut. Bei einer Frau, die nur einen relativen Mangel hat - etwa während der Monatsblutung - wird der Mineralstoffverlust durch eine weiße Linie oder an weißen Flecken auf den Nägeln sichtbar.

Starker Haarausfall ist ebenfalls ein Zeichen für ein Mineralstoffdefizit. Frauen haben Haarausfall beispielsweise nach Schwangerschaft und Entbindung. Frau sollte beobachten, ob sich die Beschaffenheit ihrer Haare ändert; werden sie trockener, brüchiger? Einzig das allmähliche Weißwerden ist natürlich.

Auch die Behaarung ändert sich mit dem Alter. Wenn um das Alter von 35 herum eine Verringerung der Östrogenproduktion einsetzt, bemerkt frau das an einigen Haaren an Stellen, wo sie sie vorher nicht hatte: am Kinn oder auf der Oberlippe, wie ein kleiner Bart. Denn die Östrogene hemmen die Androgene, und der Östrogenrückgang läßt den männlichen Hormonen einen größeren Wirkungsspielraum. Andere Haare werden spärlicher, etwa die Schamhaare.

Viele Frauen sorgen sich mehr um ihre Haut, die Hülle, die uns umgibt und unser Aussehen prägt. Das Älterwerden ist ein natürlicher biologischer Vorgang und vollzieht sich schrittweise. In der Menopause - etwa 7-8 Monate nach dem Aufhören der Regel - geht der Alterungsprozeß schneller vonstatten; danach stabilisiert er sich und wird wieder langsamer.

Die Haut erneuert sich regelmäßig, wie alle Teile unseres Körpers; ihre äußere Schicht, die Epidermis, braucht dafür 15 bis 30 Tage. Mit zunehmendem Alter verliert die Haut an Elastizität, Feuchtigkeit und Geschmeidigkeit, wodurch Falten entstehen. Dies empfinden manche Frauen als Katastrophe, doch nicht alle (siehe zweites Kapitel über die Übergangsriten).

Neben erblichen Faktoren verstärken Einflüsse von Tabak, Alkohol, Sonne, Ernährungsmängeln und -überlastung sowie ungenügende Ausscheidung (von Leber, Nieren, Lunge) den Alterungsprozeß der Haut.

Die Hydratation scheint ein wichtiger Faktor zu sein; so ist feuchtes Klima günstiger für die Haut als trockenes und sonniges. Ebenfalls von Bedeutung sind die Bindegewebsstoffe Kollagen und Elastin. Die Feuchtigkeitsaufnahme ist der einzige Faktor, der über das Dünnerwerden des Gewebes, das heißt die Abnahme der Kollagenschicht, direkt mit der Menopause in Zusammenhang steht.

Braune Flecken (Lentigines) und rote Pünktchen (Angiomata) zusammen mit kleinen, sternförmig erweiterten Kapillaren treten als natürliche Phänomene des Älterwerdens auf. Doch all das ist nicht weiter schlimm. Dicke Krampfadern sind es schon eher (aber das hat nichts mit dem Thema Menopause zu tun), das Schlimmste jedoch ist der Hautkrebs, der von der Sonne stark begünstigt wird. Mit dem Alter verlieren wir Pigmente, die uns gegen die Sonne schützen. Eine Melanom ist eine bösartige Geschwulst, die in Farbe und Aussehen jedoch weniger gleichförmig ist als die oben erwähnten Flecken (meistens ist es braun bis schwärzlich). Im Zweifelsfall sollte frau eine/n Dermatologin/en aufsuchen, aber wenn die Diagnose negativ ist, dann laßt nicht gleich alle kleinen harmlosen Flecke oder Erhöhungen entfernen, außer wenn sie an einer Stelle sind, wo sie sich durch Reibung ständig entzünden.

Eine Hormonbehandlung verhindert die Faltenbildung nicht, selbst wenn sie den Verlust an Feuchtigkeit und Kollagen verlangsamt. Die Wirkung der Hormone ist bei den Schleimhäuten stärker spürbar (Scheide, Blase) als an der Haut im allgemeinen. Frauen, die Substitutionshormone nehmen, glauben, sie sähen jünger aus. Zu diesem Thema ist eine amüsante Studie erstellt worden: Eine Gruppe von Leuten wurde gebeten, das Alter von Frauen zu erraten, ohne zu wissen, welche von ihnen Hormone nahmen und welche nicht. Das Ergebnis bestätigt die oben erwähnte Überzeugung der Frauen keineswegs, ja zuweilen trifft sogar das Gegenteil zu (1).

Der Vorteil einer Hormonbehandlung ist für Haut und Haare äußerst begrenzt; solange eine Frau nicht akzeptiert hat, daß sie älter wird, muß sie zu Schönheitschirurgie, Lifting, Fettabsaugen etc. Zuflucht nehmen.

Wir dürfen nicht vergessen, daß die Haut ein Spiegel für die Gesundheit unseres Organismus ist und zudem ein Ausscheidungsorgan. Nach zu schwerem Essen und in Krisenzeiten erinnern uns Irritationen und Unreinheiten nicht selten daran.

Die Haut wie auch unser ganzer übriger Körper braucht gesunde Kost, wenn sie keinen Schaden nehmen soll. Mit einer Ernährung, die hauptsächlich aus pflanzlichen Lebensmitteln besteht (Getreide, Obst und Gemüse), sieht die Haut klarer und gesünder aus als mit einer Kost auf der Basis von tierischem Eiweiß, gekochtem Fett und geschältem Getreide.

Um die Elastizität von Haut und Nägeln zu erhalten, kann frau das Spurenelement **Zink** nehmen. Es ist enthalten in: Weizen, Gerste, roten Beten, Kohl, Spinat, Pfirsich und Orangen.

Was dem Organismus von innen her zugeführt werden muß, kann frau durch noch so viele Cremes von außen nicht ersetzen.

Zu beachten:

Frau sollte Haut und Haare nicht durch zuviel Seife entfetten. Statistisch gesehen werden in der Schweiz noch mehr Seife und Shampoo verwendet als in den Nachbarländern. Denkt auch daran, daß die Haut nach dem Baden wieder eingefettet werden muß!

Ein, zwei Haarwäschen pro Woche sind ausreichend; nehmt ein mildes Shampoo wie das Babyshampoo. Um die Kopfhaut zu ernähren, probiert einmal ein hausgemachtes Shampoo: Eigelb, Kognak und Zitronensaft.

Die Vitamine E und die mehrfach ungesättigten Fettsäuren (Vitamin F) können sehr hilfreich sein; sie sind in Lein, Weizenkeimen, Nachtkerze und Borretsch enthalten und werden zum Ausgleich von Mangelerscheinungen genommen. Sonnenblumen-, Distel-, Sesam-, Walnuß- und Haselnußöl (1-2 Eßlöffel pro Tag) sollten Bestandteile der täglichen Kost sein; sie gehören nicht nur in den Salat, sondern auch in Gemüse und Getreide (kurz vor dem Servieren darübergießen).

Die Minerallieferanten, die wir im Kapitel über Osteoporose erwähnt haben, seien auch hier genannt: **Schachtelhalm**, **Alfalfa** und **Brennessel**.

Wasser ist äußerst wichtig für die Gesundheit der Haut: 1,5 Liter im Winter, 2,5 Liter im Sommer, ohne Kaffee, Fruchtsaft und Limonaden. Das Wasser in den Städten stellt leider einen Belastungsfaktor für uns dar. Besser ist Quellwasser, nicht zu stark mineralisiertes Mineralwasser oder gefiltertes Wasser aus dem Wasserhahn.

Der Schlaf bedeutet eine Erholung für den ganzen Organismus, so auch für die Haut. Beim Ruhen arbeiten die Nieren am meisten, tun sie es nicht in ausreichendem Maße, hat frau am folgenden Morgen geschwollene Augenlider.

Für das Gesicht empfiehlt sich als altbewährtes Verjüngungsmittel: ein herzhaftes Lachen! (2)

Fallt nicht auf die Werbesprüche des Kosmetikindustrie herein. Manchmal sind die einfachsten Mittel die besten: Süßmandelöl und Karottensaft können manchen Besuch bei der Kosmetikerin ersetzen.

Ich bin 50 Jahre alt. Seit 20 Jahren gehe ich einmal im Monat zu meiner Kosmetikerin, die ich sehr mag. Ich sage immer: »Ich gehe zu Beatrice, um mir die Fassade reinigen zu lassen.« Aber ich glaube, es ist nicht wirklich die Fassade. Auch mein Inneres profitiert von der Behandlung. Anderthalb Stunden lang kümmern sich ihre sanften Expertenhände um mich. Diese Zeit gehört mir, nur mir. Wenn ihr diese Erfahrung noch nie gemacht habt, versucht es einmal. Sagt mir, wie es war! Natürlich müßt ihr eine Kosmetikerin finden, die euch zusagt. Fragt eure Freundinnen.

ELFTES KAPITEL

Schlußfolgerung

In den letzten Jahren hat eine Reihe von Kontroversen um Gesundheitsprobleme von Frauen über die Massenmedien eine breite Öffentlichkeit erreicht. Jede einzelne Debatte bringt sehr deutlich zum Ausdruck, welche Haltung die medizinische Fachwelt gegenüber dem Körper der Frau einnimmt und wie sie zu Forschung und Sicherheit steht. Regt sich die Presse, die ja immer auf Skandale aus ist, zu Unrecht auf und trägt sie nur dazu bei, das Vertrauen der Bevölkerung in die Medizin zu erschüttern? Ich persönlich bin allerdings der Meinung, daß die Medien hier ihrer Pflicht nachkommen, die Öffentlichkeit zu informieren, wobei sie jeder Frau in letzter Instanz die Freiheit lassen müssen, sich ihr eigenes Urteil zu bilden und für sich selbst zu entscheiden. Hier geht es weder darum, zu bagatellisieren noch Panik zu erzeugen, sondern darum, die Möglichkeiten, die Grenzen und die Gefahren jeder Methode besser zu verstehen.

Die Affäre um Silikon in Brustimplantaten hat für viel Wirbel gesorgt, nicht zuletzt im Fernsehen. Silikon wird seit ungefähr dreißig Jahren als Implantat bei der Brustrekonstruktion, insbesondere nach einer Brustentfernung verwendet. In den USA entbrannte ein heftiger Streit darüber, und heute ist die Verwendung von Silikon verboten. Die Hersteller verlagern ihre Produktion daher nach Europa (Schweiz, Irland, Niederlande), wo die »Psychose« weniger grassiert. Was hat es mit diesen Implantaten auf sich? Die Behälter, in denen sie sich befinden, scheinen mit der Zeit undicht zu werden, wodurch das Silikon sich im Gewebe verbreitet; das kann zu zahlreichen Krankheitserscheinungen führen, angefangen von Hautkrankheiten über Auswirkungen auf das Immunsystem (rheumatischer Natur) bis hin zu Herz- und Gefäßkrankheiten.

Infolge zahlreicher Strafanzeigen erhielten die Patientinnen hohe finanzielle Entschädigungen. Die drei größten Hersteller von Brustprothesen beschlossen, die Frauen global zu entschädigen und all denen einen begrenzten Betrag zuzugestehen, die eine Krankheit durch ein Implantat, das vor 1993 eingesetzt worden sein muß, entwickelt haben, und zwar in und außerhalb der USA. Warum zeigen sich die Hersteller plötzlich so großzügig? Um die Entschädigungsleistungen zu begrenzen und neuen - womöglich noch teureren - juristischen Maßnahmen zu entgehen, die sich negativ auf ihr Markenimage auswirken könnten.

Als der Skandal Europa erreichte, erklärten einige Chirurgen für plastische Chirurgie laut und vernehmlich, bei uns gäbe es keine Probleme. Und doch haben Hunderte von Frauen in der Schweiz als Antwort auf das amerikanische Angebot zur Schadenersatzleistung einen Antrag auf Entschädigung gestellt. In Frankreich sind es sogar Tausende.

Einmal mehr zeigt sich, daß jahrelang medizinisches Material verwendet wird, dessen Harmlosigkeit nicht bewiesen ist und dessen schädliche Wirkungen erst im nachhinein festgestellt werden.

Und das ist nicht das erste Mal. Bei der empfängnisverhütenden Spirale bedurfte es erst einiger Todesfälle - insbesondere im Zusammenhang mit der Marke Dalkon Shield -, damit diese Spirale vom Markt genommen wurde. Spiralen aus Kupfer (auch sie nicht ganz ungefährlich) haben die Dalkon Shield- und die Lippes Loop-Spiralen ersetzt, die nun in den Ländern der sogenannten Dritten Welt an die Frau gebracht wurden!

Ferner muß gesagt werden, daß viele Frauen in dem Wunsch, zwei Brüste zu haben, die der Schönheitsnorm entsprechen, dazu verleitet wurden, Gesundheitsrisiken auf sich zu nehmen. Der Kult um die Schönheit veranlaßt Frauen, Schlankheitskuren zu machen, die zu Mangelerscheinungen führen oder plastische Chirurgie nötig machen. Die Vorstellung, daß einzig die Jugend Quelle der Schönheit sei, führt zu einer Diskriminierung älterer Menschen, die Frauen dazu treibt, in den Wechseljahren Ersatzhormone zu nehmen, in der Hoffnung, attraktiv und verführerisch zu bleiben. Auch nach der Entfernung einer Brust werden die betroffenen Frauen an die plastische Chirurgie verwiesen.

Heute versucht die Chirurgie, brusterhaltend zu operieren und nach Möglichkeit nur die Krebsgeschwulst zu entfernen. Aber wenn die ganze Brust wegoperiert werden mußte, drängen medizinisches Personal und private Umgebung die Frauen oft, sich so schnell wie möglich eine Prothese anfertigen zu lassen. Zuerst eine Form, die in den Büstenhalter gesteckt wird, dann eine Operation, bei der ein Implantat unter die Haut gelegt wird.

Die afro-amerikanische Dichterin und Essayistin Audre Lorde berichtet in ihrem Buch *Auf Leben und Tod. Krebstagebuch* (1) von den Argumenten, die das medizinische Personal anführte, um sie zu einer Prothese zu überreden. Ihr wurde erklärt, es sei nicht gut für die Psyche von Frauen, wenn sie in einer gynäkologischen Praxis eine Frau sähen, die ihre entfernte Brust nicht kaschiert! Eine Teilnehmerin der Selbsthilfegruppe *Leben wie zuvor* argumentiert genauso: Mit einer Prothese könne »niemand den Unterschied sehen«. Solche Ansichten verstärken nur die Isolation der Frauen. Jede zehnte Frau der betroffenen Altersgruppe hat Brustkrebs gehabt, und jede muß mit ihrer Geschichte allein fertig werden, darf sich den anderen nicht zu erkennen geben, aus Angst, die Gesellschaft in Verlegenheit zu bringen. Das läuft auf eine Verdrängung statt auf die Annahme des eigenen Schicksals hinaus. Eine Prothese zu tragen ist nichts Negatives, wenn der Entschluß aus freien Stücken gefällt wurde und nachdem die Frau Gelegenheit hatte, ihren neuen Körper und ihre Geschichte anzunehmen. Die meisten Prothesen haben jedoch eine reale Funktion, ob Zahn-, Bein- oder Armprothese. Einzig die Brustprothesen dienen ausschließlich der äußeren Erscheinung.

Ist das nicht eine trügerische Hilfe, um auch weiterhin zu gefallen? Wird eine Frau, deren Operation mißlungen ist, es wagen, sich zu beschweren? Verhindert das Implantat möglicherweise das rechtzeitige Erkennen lokaler Krankheitsmerkmale? Viele dieser Fragen werden heute offen gestellt, und diese Diskussion gibt Frauen hoffentlich Mut, ihre Entscheidungen selbstbestimmt zu treffen.

Dank ZeugInnenaussagen und offenem Meinungsaustausch sind viele Themen aus der Tabuzone des Schweigens herausgekommen: Vergewaltigung und sexuelle Gewalt, Krebs, die Menopause, Harninkontinenz... Diese öffentlichen Auseinandersetzungen nehmen uns Schuldgefühle ab und geben uns Gelegenheit, uns zu organisieren.

Bei der Affäre Tamoxifen®, die Anfang 1994 in der Presse Skandal machte, ging es ebenfalls um Brustkrebs. Eine internationale Vorbeugungskampagne gegen Brustkrebs trieb Frauen dazu, Tamoxifen® zu nehmen. Diese neuen Versuchskaninchen sind zwar gesund und munter, doch gehören sie zu Risikogruppen, weil zum Beispiel ihre Familienvorfahren Krebs hatten. Tamoxifen® wurde als Zytostatikum (die Zellteilung begrenzendes Mittel) bei der Behandlung von hormonabhängigem (östrogenbegünstigtem) Brustkrebs eingesetzt. Es führte zu einer Verkleinerung des Tumors.

Nun erweist es sich, daß dieses Medikament aber auch Nachteile hat: Es belastet die Leber (Kopfschmerzen), greift die Blutkörperchen an, bewirkt eine vorzeitige Menopause (mit Juckreiz an der Vulva, Störungen der Regelblutung, zuweilen auch Hitzewallungen). Es erhöht die Neigung zu Thrombophlebitis (Venenentzündung mit Ausbildung einer Thrombose) und kann zu Knochenmetastasen führen, es erhöht das Risiko für Gebärmutterschleimhautkrebs (die Angaben stützen sich auf schwedische und holländische Forschungen, siehe *Lancet* vom 19. Februar 1994). Um das Brustkrebsrisiko zu vermeiden, werden also andere Krankheiten in Kauf genommen, darunter Gebärmutterschleimhautkrebs!

All das stimmt uns nachdenklich: Das Risiko, Gebärmutterschleimhautkrebs zu bekommen, gehen auch die Frauen ein, die längere Zeit hindurch Ersatzhormone nehmen. Doch diese Gefahr scheint die ÄrztInnen nicht zu schrecken: Die Gebärmutter kann ja immer entfernt werden, und eben diese Hysterektomie ist eine Operation, die bei uns sehr in Mode gekommen ist. Ihre Häufigkeit variiert - wie bei der Blinddarmoperation - je nach der Anzahl der Chirurgen, die für eine bestimmte Einwohnerzahl zuständig sind.

Die Entfernung der Gebärmutter wird vielen Frauen nicht nur bei Krebsbefund, sondern auch bei Fibromen empfohlen, ja selbst, wenn sie nur sehr starke oder schmerzhafte Regelblutungen haben, ohne daß sie über mögliche Alternativen aufgeklärt werden. Eine kürzlich in der französischen Schweiz erstellte Studie von Guilène Manz-Douyon und Patricia Juilleret (2) zeigt, daß oft ein besorgniserregendes Kommunikationsdefizit zwischen GynäkologInnen und Patientinnen herrscht. Die GynäkologInnen neigen dazu, die Operation zu bagatellisieren. Ein Gynäkologe soll sogar gesagt haben: »Wenn man es genau nimmt, wozu soll der Uterus denn eigentlich gut sein?« Die Frauen ihrerseits sind sich der Auswirkungen dieser Operation (physischer wie psychischer Natur) nicht genügend bewußt, oft aus Ignoranz und fehlender Information. Die postoperativen Folgen sind dann um so schwerer zu ertragen (3).

Aber auch hier hat der Wind gedreht. Die Frauen sprechen häufiger und offener über dieses Problem.

Bei uns werden wahrscheinlich weniger Prozesse geführt als in den USA. Dennoch haben fünf Patientinnen vor kurzem in Genf einen wichtigen Prozeß gegen einen Gynäkologen gewonnen. Der Frauenarzt wurde zu vier Jahren Gefängnis verurteilt, weil er unnötige Operationen bei ihnen durchgeführt hatte (die nicht von den Krankenkassen bezahlt worden waren), wobei er ihr Vertrauen mißbraucht und sich ihre Notlage zunutze gemacht hatte, um sie um viel Geld zu erleichtern.

Der Arzt, ein gewisser Dr. Skouvaklis, wurde wegen einfacher und schwerer Körperverletzung sowie Betrug verurteilt. Das Beunruhigendste ist, daß er jahrelang in der Klinik Bois Gentil unbehelligt praktiziert und deren Leitung übernommen hatte, während die Krankenkassen und die ÄrztInnen der Stadt durchaus über seine Praktiken auf dem laufenden waren. Erst durch die entschlossene Aktion der Klägerinnen verlor er endlich seine Approbation und wurde verurteilt. Einmal mehr erwirkten Frauen eine Veränderung.

Angesichts der verlogenen Werbung, die mit der Angst der Frauen vor dem Älterwerden spielt, tut eine Gegeninformation not, damit jede Frau in Kenntnis der Tatsachen eine Entscheidung fällen kann. Ich hoffe, daß mein Buch in dieser Richtung Positives bewirkt.

Hormone können von großem Nutzen sein, nur müßte sehr viel sparsamer mit ihnen umgegangen werden. Schon sehr jungen Mädchen wird die Pille wegen Schmerzen bei der Menstruation verschrieben, obwohl ihre Entwicklung darunter leiden kann und es Alternativen gibt. Die empfängnisverhütende Pille wird zu früh und über zu lange Zeit verschrieben, und dann macht sich großes Erstaunen breit, wenn Frauen über Probleme der Fruchtbarkeit klagen. Also werden Hormonbehandlungen gegen Sterilität eingeleitet, wodurch Gewebewucherungen und Fibrome oder Endometriose entstehen können. Das Risiko ist noch größer, wenn die Sterilitätsbehandlung fehlschlägt. Im allgemeinen läuft jede vierte Frau Gefahr, Fibrome zu bekommen, und jede zehnte ist in unserer Altersgruppe einem Brustkrebsrisiko ausgesetzt - ohne die Fälle von Gebärmutterhalskrebs und der Gebärmutter hinzuzurechnen. Jedesmal, wenn ein - auch gutartiger - Tumor auftritt, wird er schnellstmöglich chirurgisch entfernt, ohne das Problem wirklich zu lösen.

Frauen, denen der Uterus entfernt wurde, glauben, vom Krebsrisiko ausgeschlossen zu sein, wenn sie Ersatzhormone nehmen, aber in Wirklichkeit bleibt das Brustkrebsrisiko erhalten. Tatsächlich ist es nun sogar noch größer, denn es existiert ja ein Zielorgan weniger.

Wenn wir heute Frauen, die die 40 überschritten haben, massenhaft Östrogene geben, noch ehe die geringsten Symptome auftreten, als wären die Wechseljahre eine Krankheit, so werden wir in den nächsten Jahren eine enorme Zunahme von Tumorkrankheiten zu verzeichnen haben.

Natürlich handelt es sich bei der Substitutionstherapie nur um kleine Hormonmengen. Natürlich sind die Dosen im Vergleich zu den 60er Jahren so weit wie möglich verringert worden. Doch müssen Substitutionshormone andererseits in ausreichender Menge verabreicht werden, wenn sie eine Wirkung erzielen sollen.

Zu den Hormonen, die bewußt als Medikamente eingenommen werden, kommen noch die Hormonspuren, die wir durch die Nahrung (Fleisch, Geflügel) zu uns nehmen.

Selbstverständlich sind Hormone nicht der einzige Faktor, der Tumore auslösen kann; auch Umweltfaktoren wie Pestizide, Nahrungszusätze, Strahlen** sowie emotionale Belastungen (Konflikte, Trauer ...) sind daran beteiligt.

Auch Männer sollten sich von diesen Problemen betroffen fühlen. Auch sie nehmen, ohne es zu wissen, in Nahrung und Wasser Östrogene zu sich! In unseren Tagen beobachten wir immer häufiger weibliche Körpermerkmale bei Männern; dies hängt mit einer veränderten Konsistenz des Spermas zusammen. Einem kürzlich erschienenen Bericht der Weltgesundheitsorganisation zufolge haben sich Menge und »Qualität« des Spermas in Europa innerhalb einer Generation um die Hälfte verringert. Die übermäßige Verwendung von Östrogenen ist dafür teilweise verantwortlich.

** Es gibt zahlreiche Strahlungsquellen: bestrahlte Nahrungsmittel, deren Nährwert großenteils zerstört wird; Unfälle in Atomkraftwerken; militärische Tests im Pazifik; Röntgenstrahlen, denen Frauen zu häufig ausgesetzt werden, z.B. bei der Mammographie). Die kleinen Strahlenmengen summieren sich zu einer großen.

Die Feststellung, daß die Medizin selbst Krankheiten produziert, um sie anschließend besser behandeln zu können, ist nicht neu. Ivan Illich nannte das »iatrogene (durch ärztliche Einwirkung entstandene) Krankheiten«. Diese Tatsache hat auch heute nichts von ihrer Brisanz verloren. Wir brauchen dringend Menschen wie Ivan Illich, Ralph Nader und Dr. Pradal, die eine kritische Öffentlichkeit gegenüber der Schulmedizin herstellen, und vor allem VerbraucherInnen, die bewußt und gut informiert mit ihrer Gesundheit umgehen.

Ehrlicherweise müssen wir zugeben, daß auch die Naturheilkunde ihre Grenzen hat. Sie ist in erster Linie bei funktionellen (wo es um das Funktionieren des Körpers geht) Problemen angebracht. Bestehen bereits gravierende Schäden, wird es schwieriger. Oft greifen die Menschen erst ganz zuletzt zur Naturheilkunde, doch dann kann es zu spät sein. In diesen Fällen kann ihnen häufig nicht mehr geholfen werden.

Zudem erfordert die Naturheilkunde eine aktive Behandlung, was oft bedeutende Änderungen der Ernährungsgewohnheiten wie auch der Lebensweise mit einschließt. Es genügt nicht, zur Apotheke zu gehen und ein Medikament einzunehmen. Und das ist für viele Menschen nicht leicht. Die Naturheilkunde will, daß die/der Kranke eine gewisse Energie zu ihrer/seiner Heilung aufbringt, doch diese Energie ist bei vielen begrenzt. Sie ist häufig schon durch unsere Lebensgewohnheiten beeinträchtigt, auch bei jungen Menschen.

Der wesentliche Vorteil der Naturheilkunde besteht zweifelsohne darin, daß sie das Hippokrates-Prinzip respektiert: Vor allem keinen Schaden verursachen.

Die Medizin macht weiterhin phantastische Fortschritte (unlängst mit der Erfindung des Scanners, der Laserstrahlen ...). Ohne diese Fortschritte wäre ich selbst nicht mehr am Leben. Bei mir waren es Antibiotika, die mir mehr als einmal das Leben gerettet haben. Doch die Pharmaproduzenten sind daran interessiert, ihre Medikamente zu verkaufen, und die ÄrztInnen wollen, daß sich ihre kostspieligen Investitionen rentieren. Gynäkologen sind in der Mehrheit Männer, von denen viele ein schwieriges Verhältnis zu Frauen haben. Es ist daher die Aufgabe der VerbraucherInnen, die Auswüchse in diesem Bereich zu kontrollieren und sich der medizinischen Hilfen ganz bewußt zu bedienen.

Zu erwähnen bleibt noch, daß die Mehrheit der Frauen in den Wechseljahren weder die Schulmedizin noch die Naturheilkunde in Anspruch nimmt. Sie wissen ganz einfach, daß es nur gilt, diese Übergangsphase zu akzeptieren, ohne etwas tun zu müssen. Unsere hier vorgetragenen Vorschläge sollen Frauen, die Hilfe wollen, in ihrem natürlichen Prozeß begleiten, der den Eintritt ins reife Alter bedeutet.

In Gedanken bin ich bei euch!

Anhang

Anmerkungen

Erstes Kapitel

1 E.C. Dodds, »Stilboestrol and after«, British Postgraduate Medical Federation, Annual Review of the Scientific Basis of Medicine, University of London, London 1965.

2 O.W. Smith und G.V.S. Smith, »Diethylstilbestrol and treatment of complications of pregnancy«, American Journal of Obstetrics and Gynecology, Nr.5, S.821-834 (1948).
O.W. Smith und G.V.S. Smith, »The influence of diethylstilbestrol on the progress and outcome of pregnancy as based on a comparison of treated with untreated primigravidas«, American Journal of Obstetrics and Gynecology«, Nr.58, S.994-1009 (1949).

3 W.L. Diekmann et al., »Does the administration of diethylstilbestrol during pregnancy have therapeutic value?«, American Journal of Obstetrics and Gynecology, Nr.66, S.1062-1081 (1953).

4 M.B. Shimkin und H.L. Grady, »Mammary carcinomas in mice following oral administration of stilbestrol«, Proceedings of the Society for Experimental Biology and Medicine, Nr.45, S.246-248 (1940).
M.B. Shimkin, »Carcinogenetic potency of stilbestrol and estrone in strain C3H mice«, Journal of the National Cancer Institut, Nr.1, S.119-127 (1940-41).

5 A.L. Herbst, J. Ulfelder und D.C. Poshanzer, »Adenocarcinoma of the vagina: association of maternal stilbestrol therapy with tumor appearance in young women«, New England Journal of Medicine, Nr.284, S.878-881 (1971).

6 A.L. Herbst, M.M. Hubby, R.R. Blough et al., »A comparison of pregnancy experience in DES exposed and DES unexposed daughters«, Journal of Reproductive Medicine, Nr.24, S.62 (1980).

7 P. Vaughan: »The pill on trail«, Coward-McCane, New York 1970, S.25.
8 Barbara und Gideon Seaman: »Ärzte contra Pille«, Berlin 1970, S.241-245.
9 J.H. Salhanick, D. Kipnis und R. Van de Wiele: »Metabolic Effect of Gonadal Hormones and Contraceptive Steroids«, Havard 1969, S.9.
10 M.P. Stern et al., »Cardiovascular risk and use of estrogens or estrogen-progesteron combination: Stanford three-community study«, Journal of the American Medical Association, Nr.214, S.1303-1313 (1976).
11 H.M. Schmeck, »FDA charges fraud in the new drug-testing in research animals«, New York Times, 15. November 1976, S.1.
12 S.B. Gusberg, »Percursors of corpus carcinoma: estrogen and adematous hyperplasia«, American Journal of Obstetrics and Gynecology, Nr. 54, S.905-926 (1957).
13 R. Wilson: »Die vollkommene Frau - Keine kritischen Jahre mehr«, München 1966.
14 B. und G. Seaman, »Dossier hormones: de la contraception à la ménopause«, Editions de L'Impatient, Paris 1982.
15 Ivan Illich: »Die Nemesis der Medizin. Von den Grenzen des Gesundheitswesens«, Reinbek 1981.
16 Dr. Pradal: »Le guide des médicaments les plus courants«, Ed. Seuil, Paris 1975.
17 C. Bailar, »When research results are in conflict«, New England Journal of Medicine, Oktober 1985, S.1080.
18 Jan P. Vaanderbroucke, »Postmenopausal estrogen and cardioprotection«, Lancet Nr.337, S.833/4 (1991).

Zweites Kapitel

1 Société Internationale de Recherche sur la Maladie (S.I.R.I.M.), »Alors survient la maladie«, Ed. Empirika, Saint-Erme, 1983.
Maryvonne Gognalon-Nicolet: »La maturescence: les 40-65 ans, âges critiques«, Lausanne 1989.
2 Marcha Flint, »The menopause: reward of punishment«, Psychosomatics, Nr. 16, S. 161-163 (1975).
Marcia Starck: »Women's medicine ways: cross cultural rite of passage«, The Crossing Press, Kalifornien 1993.

Fünftes Kapitel

1 Paula Garburg et al., »Treatment of urinary incontinence in the elderly by strengthening of sphyncter performance«, Rishon Le-Tzion Geriatric Center et Sachler School of Medicine, Ramat-Aviv 69978, Israel.

Sechstes Kapitel

1 Louise Lambert-Lagacé: »Le défi alimentaire de la femme«, Québec 1988.

2 Catherine Kousmine: »Soyez bien dans votre assiette jusqu' à 80 ans et plus«, Ed. Tchou, Paris 1980 (und Folgewerke).

Siebtes Kapitel

1 Albert Netter: »Vaincre la ménopause, Médecine vécue, témoignages«, Ed. Albin Michel, Paris 1981.
Linn Lawrence und Milton Davis, »The use of psychotropic drugs in general practice«, J.R. Coll Gen Pract 21 (92), Suppl. Nr.4, S.1-77 (1971).

2 INSEE und CREDES, »Psychotropes: La boulimie des français - une étude du ministère de la santé«, Le Monde vom 28. April 1994.

Achtes Kapitel

1 Lance Twomey, »Physical activity and ageing bones«, Patient Management, S.29-35, März 1989.
E. Smith et al., »Deterring bone loss by exercise Intervention in premenopausal and postmenopausal women«, Calif., Tissue Int. Nr.44, S.312-321 (1989).
B. Krolner et al., »Physical exercise as prophylaxis against involutional, vertebral bone loss: a controlled trial«, Clinical Science Nr.64, S.541-546 (1983).
Sinaki, Mehrsheed, »Exercise and osteoporosis«, Arch. Phys. Med. Rehabil. Nr.70, S.220-229 (1989).
E. Orwoll et al., »The relationship of swimming exercise to bone mass in men and women«, Arch. Int. Med. Nr.149, S.2197-2200 (1989).
Sinaki, Mehrsheed et al., »Relationship between bone mineral density of spine and strength of back extensors in healthy postmenopausal women«, Mayo Clinic, Proc. Nr.61, S.116-122 (1986).

Sinaki, Mehrsheed und Kenneth Offord, »Physical activity in post menopausal women: effect on back muscles and bone mineral density of the spine«, Arch. Phys. Med. Rehabil. Nr.69, S.27 (1988).
2 Elliot et al., »A comparison of elderly patients with proximal femoral fractures with normal elderly population: a case controlled study«, New Zealand Medical Journal, 1991.
3 Max-Henri Béguin: »Aliments naturels et dents saines«, Ed. de l'Etoile, 1979.
4 John Stevenson, »Osteoporosis: the silent epidemic«, Update Nr.33, S.211-216 (1986).
5 J. Dequeker, »Detection of patient at risk for oesteoporosis at the time of menopause«, Maturitas Nr.11, S.85-94 (1989).
6 Prof. Dr. Bruce Ettinger, Mitglied der medizinischen Universität von Kalifornien und Endokrinologe im Kaiser Permanent Medical Center, in »The Menopause Industry«, Sandra Conney, Spinifex, Melbourne, Australien 1991.
7 Steven Cummings, »Are patients with hip fractures more osteoporotic?«, American Journal of Medicine Nr.78, S.487-493 (1985).

Zehntes Kapitel

1 B.G. Seaman, »Dossier hormones: de la contraception à la ménopause«, Editions de L'Impatient, Paris 1982, S.329.
2 Catherine Urwicz: »Yoga du visage«, Ed. Ellebore, Québec 1988.

Elftes Kapitel

1 Audre Lorde: »Auf Leben und Tod. Krebstagebuch«, Orlanda Frauenverlag, Berlin 1984; erweiterte Neuauflage 1994.
Audre Lorde: Lichtflut, Orlanda Frauenverlag 1988.
2 Guilène Manz-Douyon und Patricia Juilleret: »Mon gynécologue m'a (pas) dit, l'hystérectomie ou ablation de l'uterus«, Ed. du Bourg, Aubonne 1994.
3 Suzanne Alix: »L'hystérectomie«, Ed. de l'Homme, Montréal 1986.

Allgemeine Literaturhinweise

1. Ausgewählte Bücher zu den Wechseljahren und zu Frauen und Gesundheit

Cadura-Saf, Doritt, »Frauen, Wechseljahre und Älterwerden«, Reinbek: Rowohlt, 1990.

Coney, Sandra: »The Menopause Industry«, Melbourne: Spinifex, 1991.

Curran, Valerie/Golombok, Susan: »Bunte Pillen - Ade. Ein Handbuch zum Tablettenentzug«, München: Piper, 1991.

Ernst, Andrea/Füller, Ingrid: »Schlucken und Schweigen. Wie Arzneimittel Frauen zerstören können«, Köln: Kiepenheuer & Witsch, 1988.

Ewert, Christiane/Karsten, Gabriele/Schultz, Dagmar (Hg.): »Hexengeflüster. Frauen greifen zur Selbsthilfe«, Berlin: Orlanda Frauenverlag, 1994 (11. Auflage).

Feministisches Frauen Gesundheits Zentrum e.V. Berlin, »Wechseljahre. Eine Broschüre zur Selbsthilfe«, Berlin: FFGZ e.V. (Bamberger Str. 51, 10777 Berlin), 1994.

Föderation der Feministischen Frauen Gesundheits Zentren (USA) (Hg.), »Frauenkörper - neu gesehen. Ein illustriertes Handbuch« (3. Aufl.), Berlin: Orlanda Frauenverlag, 1992.

Hörning, Martin: Osteoporose. Vorbeugen und Behandeln«, Frankfurt/M.: Fischer, 1990.

Notelovitz, Morris/Ware, Marsha: »Aufrecht bis ins hohe Alter. Knochenschwund ist vermeidbar. Osteoporose erkennen, vorbeugen, mildern«, München: Goldmann, 1989.

Nissim, Rina: »Naturheilkunde in der Gynäkologie. Ein Handbuch für Frauen« (8. überarb. Aufl.), Orlanda Frauenverlag, Berlin 1992.

Ohlig, Adelheid: »Luna Yoga. Der sanfte Weg zu Fruchtbarkeit und Lebenskraft, Tanz- und Tiefenübungen«, München: Goldmann, 1991.

Ojeda, Linda, »Wechseljahre. Der andere Weg«, München: Verlag Antje Kunstmann, 1993.

Seaman, Barbara und Gideon: »Women and the Crisis in Sex Hormones«, New York: Bantam Books, 1979.

Sheehy, Gail: »The Silent Passage«, London, New York: Harper Collins, 1993.
Starck, Marcia: »Womens Medicine Ways: cross-cultural rite de passage«, Freedom, Kalifornien: The Crossing Press, 1993.
Taylor, Dena/Coverdale Sumrall, Amber (Hg.): »Women of the 14th Moon, Writings on the Menopause«, Kalifornien, 1991.
Weed, Susun: »Wise Woman ways«, Menopausal Years, Woodstock, N.Y., Ash Tree Publ., 1992.

2. Sanfte Medizin und Ernährung

Anemüller, Helmut: »Vollwerternährung - aber richtig«, Stuttgart: G. Thieme Verlag, 1991.
Bach, Edward: »Blumen, die durch die Seele heilen: Die wahren Ursachen von Krankheiten, Diagnose und Therapie«, München: Hugendubel, 1991.
Fischer, Elisabeth: »Die internationale vegetarische Küche«, München: Mosaik, 1987.
Girault M.: »Traité de phytothérapie et d'aromathérapie: gynécologie«, Band 3, Paris: Maloine, 1979.
Graf, Emma: »Getreideküche im Rhythmus der Wochentage«, Peiting: Hermetika Verlag, 1987.
Hübner, Barbara: »Aus Barbara Hübners feiner Würzküche. Bd. 2: Hauptgerichte mit Getreide, Gemüse, Obst«, Stuttgart: Verlag Freies Geistesleben, 1992.
Kousmine, Catherine: »Soyez bien dans votre assiette jusqu'à 80 ans et plus«, Paris: Ed. Tchou, 1980.
May, Wolfgang: »Die Heilkräfte in unserer Nahrung - wesentliche Inhaltsstoffe und Schadstoffe«, Regensburg: Johannes Sonntag, 1989.
Pfeiffer, Carl C., »Nährstoff-Therapie bei psychischen Störungen«, Heidelberg: Karl F. Haug, 1990.
Scheffer, Mechthild, »Bach Blütentherapie«, München: Hugendubel, 1988.
Weber, Marlis: »Mit Vollkorn kochen«, Weil der Stadt: Hädecke, 1986.
dies.: »Im Rohkostparadies«, Bad Homburg: Bircher-Benner, 1994.

3. Sexualität

Clunis, D. Merilee/Green, Dorsey G: »Geliebte Freundin Partnerin. Ein Ratgeber für Lesben«, Berlin: Orlanda Frauenverlag, 1995.

Daimler, Renate: »Verschwiegene Lust. Frauen über 60 erzählen von Liebe und Sexualität«, Köln: Kiepenheuer & Witsch, 1991.

Davis, Elisabeth: »Muster der Sinnlichkeit. Die Zyklen weiblicher Sexualität«, Frankfurt/M.: Krüger, 1994.

Kuntz-Brunner, Ruth/Nordhoff, Inge: »'Heute bitte nicht.' Wenn Lust auf Sex ein alltägliches Gefühl ist«, Reinbek: Rowohlt, 1992.

Loulan, JoAnn/Nichols, Margaret/Streit, Monica u.a. (Hg.): »Lesben, Liebe, Leidenschaft. Texte zur feministischen Psychologie«, Berlin: Orlanda Frauenverlag, 1992.

Valverde, Mariana: »Sex, Macht und Lust«, Berlin: Orlanda Frauenverlag, 1989.

Grundlagen zur Anwendung von Urtinkturen und ätherischen Ölen

Auf der Haut: Es ist möglich, Urtinkturen wie beispielweise Calendula unverdünnt anzuwenden, aber besser ist es, sie zu verdünnen (z.B. mit Wasser), und zwar bis zu einem Teelöffel pro Tasse. Auch ätherische Öle können konzentriert angewendet werden, aber es ist besser, sie in Öl oder Glyzerin zu verdünnen, z.B.:

- in Süßmandelöl
- in einer Pommade:

Äthylalkohol	4 g
Lanolin	10 g
weiße Vaseline	86 g

Die ätherischen Öle werden in einem Anteil von 15% zugegeben, d.h., ätherische Öle bis zu insgesamt 15 g.

Auf der Schleimhaut (z.B. der Vaginalschleimhaut): Es sollte hier keine konzentrierte Urtinktur angewendet werden, sondern die Tinkturen sollten verdünnt werden, von 1/2 Teelöffel auf 1 Liter bis zu 1 Teelöffel auf 1/2 Liter.

Keine konzentrierten ätherischen Öle anwenden; sie brennen! Sie sind nicht in Wasser löslich, ein Hilfsmittel ist also notwendig wie z.B.:

Süßmandelöl	60	g	
Weizenkeimöl	20	g	
ätherische Öle insgesamt	2	g	maximal

als Salbe:	Feuchtigkeitssalbe	100	g
	Rizinusöl	5	g
	ätherisches Öl, 2-3 Pflanzen	0,5	g
	Öl von Camomilla coctum	2,5	g

oder

als Zäpfchen:	ätherische Öle x, y und z	aa 1 Tropfen
	Urtinktur a und b	aa 0,15 g
	grüne Tonerde	0,5 g
	Vitamine E	0,2 g
	Bindemittel	qsp 5 g

(d.h. soviel Bindemittel zugeben, bis das Zäpfchen 15 g wiegt).

Zum Einnehmen: Urtinkturen können in ein wenig Wasser getrunken werden, nicht aber ätherische Öle, denn sie sind nicht löslich und brennen im Magen. Sie mit Honig einzunehmen ist auch nicht empfehlenswert, Glyzerin und Alkohol sind besser.

Beispiel:	ätherisches Öl	5 g insgesamt
	Alkohol zu 94%	50 g
	Glyzerin zu 98%	20 g

10-25 Tropfen 2-3 mal am Tag, je nachdem, wie akut die Erkrankung und wie gut die Verträglichkeit ist.

Es ist auch möglich, ätherische Öle mit Sojahydrolisat zu mischen, was sie anscheinend noch besser auflöst und die Verträglichkeit erhört (Laboratorium Phytolis, Genf). Dem Sojahydrolisat können ätherische Öle bis zu 10 und 20% zugegeben werden. Urtinkturen werden vor den Mahlzeiten, ätherische Öle nach den Mahlzeiten eingenommen.

Es gibt eine neue Form in der Planzenzubereitung, bei der die Enzyme aktiv bleiben, nämlich die Integrale Frischpflanzensuspension. Die ganze frische Pflanze wird tiefgefroren und pulverisiert. Zum Gebrauch wird das Pulver mit Wasser vermischt und setzt dadurch alle wirksamen Bestandteile frei, mit der Wirkung einer frischen Pflanze und ohne irgendwelche Veränderungen durch ein alkoholisches Auszugsverfahren. Von diesen Frischpflanzensuspensionen werden täglich 1-3 Löffel voll genommen; ein Dosierlöffel wird mitgeliefert.

Als Einlauf: Die ätherischen Öle können hier folgendermaßen gemischt werden:

ätherisches Öl	5 g insgesamt
Süßmandelöl	50 g
Traubenkern- oder Weizenkeimöl oder Paraffin	50 g

Für eine Dosis weden 10 ccm genommen, die in 25 oder 33 ccm eines der obengenannten Öle aufgelöst werden.

Beispiel eines Rezepts:

ätherisches Öl x ätherisches Öl y ätherisches Öl z	1 Tropfen (d.h. 1 Tropfen von jedem)
Urtinktur Calendula Urtinktur Beinwell	aa 0,05 g (zu gleichen Teilen, d.h. jeweils 0,05)
grüne Tonerde	0,075
Bindemittel	qsp 1 Zäpfchen von 5 g

1 Zäpfchen am Abend.

Dosierung:
Alle angeführten Dosierungen (Urtinkturen, ätherische Öle, Glyzerinmazerate) sind durchschnittliche Mengen. Will man sie genauer bestimmen, so ist das Körpergewicht der Frau und ihre Ernährungsweise zu berücksichtigen. Freilich wird eine Frau, die eine sehr reine Ernährungsweise hat und nicht raucht, eher auf die kleinste Dosis reagieren, als eine Frau, die schwere Kost zu sich nimmt oder stark raucht.

Definitionen und Erklärungen

Adstringens: blutstillendes, zusammenziehendes Mittel

aa (lat. ana): zu gleichen Teilen

Angina pectoris: anfallartig auftretende Schmerzen hinter dem Brustbein infolge Erkrankung der Herzkranzgefäße.

Ätherische Öle: Die ätherischen Öle oder aromatischen Essenzen sind duftende, ölige Substanzen (Aromen), die aus bestimmten Pflanzen durch Destillation, Einritzen oder einfaches Auspressen gewonnen werden. Die Essenzen sind in Öl oder Alkohol löslich. Gasförmige Essenzen halten sich im gefärbten Glas bis zu einem Jahr.

Allopathie: Schulmedizin

Amenorrhö: Ausbleiben der Menstruation

Androgen: männliches Geschlechtshormon

Anorexie: Verlust oder Verringerung des Appetits

Antihistamin(ikum): Arzneimittel gegen allergische Reaktionen.

Anxiolytikum: Mittel gegen Ängstlichkeit

Anwendung, äußerliche: auf die Haut aufzutragen.

Anwendung, innerliche: durch Mund, Anus oder Vagina aufzunehmen, denn die Resorption geschieht durch die Schleimhaut.

Aufguß: Einen Aufguß erhält frau, indem sie kochendes Wasser auf die Blätter und Blüten der Pflanzen gießt und 10-20 Minuten ziehen läßt. Durchschnittlich werden 10-20 g der getrockneten oder frischen Pflanzen benötigt (eine Prise entspricht 2-3 g, 1 Teelöffel entspricht 5 g, 1 Eßlöffel 10 g und eine Handvoll 30-40 g).

Bachblüten(therapie): Pflanzenheilmethode von Dr. Edward Bach. Verwendet werden Extrakte von 38 Blüten, die verschiedenen Seelenzuständen entsprechen.

Base (oder Alkali): chemischer Grundbestandteil, Gegensatz zur Säure (eine Base neutralisiert eine Säure, eine Säure neutralisiert eine Base)

Blättermazerat: Gewinnung von Pflanzenextrakten durch Ziehenlassen von Teilen der Pflanze in Wasser oder Alkohol bei Normaltemperatur.
Diuretikum: harntreibendes Mittel

Embolie: Verstopfung eines Blutgefäßes durch in die Blutbahn geratene körpereigene oder körperfremde Substanzen.

Emmenagogum: Mittel, das das Eintreten der Menstruation fördert.

Endometrium: Gebärmutterschleimhaut

Entschlackungsmittel/entschlacken: Mittel, das die Ausscheidung aller Giftstoffe, Ansammlungen von Flüssigkeiten und anderer Ablagerungen begünstigt.

Enurese: unwillkürliches Harnlassen

Fibrom: gutartige Geschwulst aus Bindegewebe

FDA: Food and Drug Administration, OICM in der Schweiz, AMM (und Gesundheitsministerium) in Frankreich

Globuli: Milchzuckerkügelchen, auf die homöopathische Mittel getropft wurden.

Glyzerinmazerat: siehe unter Knospen

Hämorrhagie: Blutung

Homöopathie: Heilverfahren, bei dem Mittel in hoher Verdünnung (Potenzierung) verwendet werden, die in größerer Menge ähnliche Krankheitserscheinungen bei Gesunden hervorrufen.

Hormonmangelsyndrom: siehe unter Syndrom.

Hypnotikum: Schlafmittel.

Hypophyse: Hirnanhangdrüse, aus zwei Teilen bestehend (dem hinteren und vorderen), schüttet zahlreiche Hormone aus

Hypothalamus: unter dem Thalamus liegender Teil im Zwischenhirn, der das vegetative und hormonelle Gehirn kontrolliert; überwacht insbesondere die Aktivität der Hypophyse

kardiovaskulär: Herz und Gefäße betreffend

Katalysator: Element, das selbst in geringen Mengen Veränderungen in dem Milieu, in dem es sich befindet, hervorruft, ohne sich selbst chemisch zu verändern.

Knospen: In einem Alkohol-Glyzerinmazerat geben die Knospen die aktiven Stoffe besser ab. Sie werden in erster Dezimalverdünnung verwendet. Knospen haben die gleichen Eigenschaften wie die Pflanze, nur in konzentrierterer Form. Die Konservierung ist die gleiche wie bei den Urtinkturen.

Lymphknoten: siehe unter Lymphsystem.

Lymphsystem: umfaßt die Lymphe, ihre Kanäle und Drüsen (Lymphknoten). Es ist eines der Abwehrsysteme des Organismus.

Nebennieren: Hormondrüsen oberhalb der Nieren, siehe unter Nebennierenrinde.

Nebennierenrinde: Gewebe der Nebenniere, das ca. 30 Hormone ausscheidet, u.a. das Aldosteron (harntreibendes Hormon) sowie die Östrogene und das Cortison (entzündungshemmendes und antiallergisches Hormon).

Neurovegetatives System: Nervensystem, das vom zentralen Nervensystem unabhängig ist und in den Ganglienketten liegt, die auf beiden Seiten entlang der Wirbelsäule verlaufen. Es funktioniert durch ein sehr kompliziertes Reflexsystem mit im großen und ganzen zwei Sekretionen mit entgegengesetzter Wirkung, dem Adrenalin mit sympathischer Wirkung und dem Acethylcholin mit parasympathischer Wirkung.

- *sympathisch:* beschleunigt den Herzschlag, verengt die Gefäße, erhöht die arterielle Spannung und den Blutzucker, hemmt die Muskeln der Bronchien und der Gedärme.

- *parasympathisch:* erweitert die Arterien und Kapillargefäße, verstärkt die Kontraktionen des Verdauungstraktes, löst die Kontraktion und Hypersekretion der Bronchien aus.

Osteoporose: Brüchigwerden, Entkalkung und Schwund der Knochenmasse
Östrogenähnlich: imitiert die Östrogene und Steroide (Nebennierenrinde): Schwarze Johannisbeere, Salbei, Himbeere, Hagebutte, wilde Brombeere

pathologisch/Pathologie: Wissenschaft von den Krankheiten, besonders von ihrer Entstehung und den durch sie hervorgerufenen organisch-anatomischen Veränderungen.

Phytotherapie: Wissenschaft von der Heilbehandlung mit pflanzlichen Substanzen.

Placebo: einem echten Arzneimittel in Aussehen und Geschmack gleichendes unwirksames Scheinmedikament

Progesteronähnlich: imitiert die Progesterone: Frauenmantel, Schafgarbe, Mönchspfeffer, Steinsamen, Geißbart, Rainfarn, Sarsaparilla

RES – retikuloendotheliales System: netzförmiges Bindegewebe.

qsp (lat.: quantum satis per): So viel wie nötig ist, um eine angegebene Menge zu erreichen.

Spurenelemente: Spurenelemente sind Metalle, die es in flüssiger Form oder als Tabletten gibt. Sie wirken nicht quantitativ, sondern rein qualitativ als Katalysatoren bei den Körperreaktionen. Spurenelemente werden in schwacher Verdünnung angewendet und dynamisiert. Am besten werden sie unter der Zunge am Morgen eingenommen, bevor frau irgend etwas anderes in den Mund nimmt.

Steroide/Steroidhormone: Wirkstoffe, die aus Cholesterin oder Cholesterinderivaten gebildet werden (z.B. das Hormon der Nebennierenrinde).

Sud: Eine Abkochung erhält frau, wenn sie die Wurzeln, die Stengel oder die Rinde 5-10 Minuten kochen läßt, vorzugsweise in einem emaillierten Topf mit Deckel.

Sympathikus: siehe unter neurovegetatives System

Syndrom: Eine Gruppe von Symptomen (Krankheitserscheinungen), die zusammen und gleichzeitig auftreten (im allgemeinen anstelle des Begriffs »Krankheit« verwendet, wenn Zweifel über die Ursachen oder Zusammenhänge dieser Symptome bestehen).

Thrombose: Blutpfropfbildung innerhalb der Blutgefäße (besonders der Venen).

Thrombophlebitis: Venenentzündung mit Ausbildung einer Thrombose.

Urtinktur: Urtinkturen sind Mazerate aus frischen und trockenen Pflanzen in Alkohol (oder einer anderen geeigneten Flüssigkeit) zu gleichen Teilen. Der Schlüssel für die Verdünnung von Tinkturen lautet: ein Teil Pflanze auf 5 Teile Alkohol, 1 auf 10 bis 1 auf 20 im Fall von Calendula. Urtinkturen sind die Basismittel der Homöopathie. Im farbigen Glas und vor Hitze geschützt kann Urtinktur ein Jahr aufbewahrt werden.

Vaginalhämorrhagie: siehe unter Hämorrhagie.

Vagus: Hauptnerv des parasympathischen Systems.

Adressen der Frauengesundheitszentren in Deutschland, Österrreich und der Schweiz

Feministisches Frauen Gesundheits Zentrum Berlin
Bamberger Straße 51
10777 Berlin
Tel.: 030 - 213 95 97

13. Mond Selbsthilfeladen
Hagelbergerstraße 52
10965 Berlin
Tel.: 030 - 786 40 47

Frauen Gesundheits Zentrum Bremen
Hohenloherstraße 40
28209 Bremen
Tel.: 0421 - 34 00 90

Frauenzentrum SOWIESO Dresden
Naumannstraße 8
01309 Dresden
Tel.: 0351 - 33 77 09

TIAMAT-FrauenHeilweise
Barfüßerstraße 16
99084 Erfurt
Tel.: 0361 - 643 58 11 (priv.)

Feministisches Frauen Gesundheits Zentrum Frankfurt
Kasseler Straße 1A
60486 Frankfurt a.M.
Tel.: 069 - 70 12 18

Frauen und Mädchen Gesundheits Zentrum Freiburg
Adlerstraße 12
79089 Freiburg
Tel.: 0761 - 3 36 76

Frauen Gesundheits Zentrum Göttingen
Goetheallee 9
37073 Göttingen
Tel.: 0551 - 48 45 30

Frauen Selbsthilfe Laden Hamburg
Marktstraße 27
20357 Hamburg
Tel.: 040 - 439 53 89

AMANDA Verein für Frauentherapie und Gesundheit
(Schwerpunkt Psychotherapie)
Stephansplatz 12
30171 Hannover
Tel.: 0511 - 88 59 70

Feministisches Frauen Gesundheits Zentrum Kiel
Knooperweg 32
24105 Kiel
Tel.: 0431 - 94 49

Feministisches Frauengesundheitszentrum Hagazussa
Roonstraße 92
50674 Köln
Tel.: 0221 - 23 40 47

Frauen Gesundheits Zentrum München
Nymphenburgerstraße 38
80335 München
Tel.: 089 - 129 11 95

Isis Frauenselbsthilfe Nürnberg
Hallerhüttenstraße 6
90461 Nürnberg
Tel.: 0911 - 47 65 73

Feministisches Frauen Gesundheits Zentrum Nürnberg
Fürther Straße 154
90429 Nürnberg
Tel.: 0911 - 32 82 62

IFF
Blumenstraße 43
69115 Heidelberg

Frauen Gesundheits Zentrum Ringelblume
Zeppelinstraße 189
14471 Potsdam
Tel.: 0331 - 2 14 75

FGZ
Stau 87
26122 Oldenburg

Frauen Gesundheits Zentrum Regensburg
Badstraße 6
93059 Regensburg
Tel.: 0941 - 8 16 44

FGZ
Egerer Straße 7
94315 Straubing

Frauen Gesundheits Zentrum Stuttgart
Kernerstraße 31
70182 Stuttgart
Tel.: 0711 - 29 63 56

Frauen Gesundheits Zentrum Graz
Brockmanngasse 48
A-8010 Graz
Tel.: (0043) - 316 - 83 79 98

Feministisches Frauen Gesundheits Zentrum Trotula
Schwarzspanierstraße 20/10
A-1090 Wien
Tel.: (0043)-1 - 43 93 97

Frauengesundheitszentrum FGZ
Aarbergergasse 16
CH-3011 Bern
Tel.: (0041) - 31 - 312 31 20

Frauenambulatorium Zürich
Genossenschaft für feministische Frauenmedizin
Mattengasse 27
CH-8005 Zürich
Tel.: (0041)- 1 - 272 77 50

Centre de Santé des Femmes
Rosa Canina
4 rue Môle
CH-1201 Genf
Tel.: (0041)-22 - 738 66 66

Consultations sages-femmes
85 Bd Carl Vogt
CH-1205 Genf
Tel.: (0041)-22 - 320 55 22

Groupe de thérapeutes*
Centre prévention et santé
21 rue Haute
CH-2013 Colombier (NE)
Tel: (0041)-38 - 41 25 56

Frauenpraxis
Paradiesstraße 11
CH-4102 Binningen
Tel.: (0041) - 61 - 421 21 22

* Rina Nissim ist Mitglied dieses Teams.

Stichwortverzeichnis

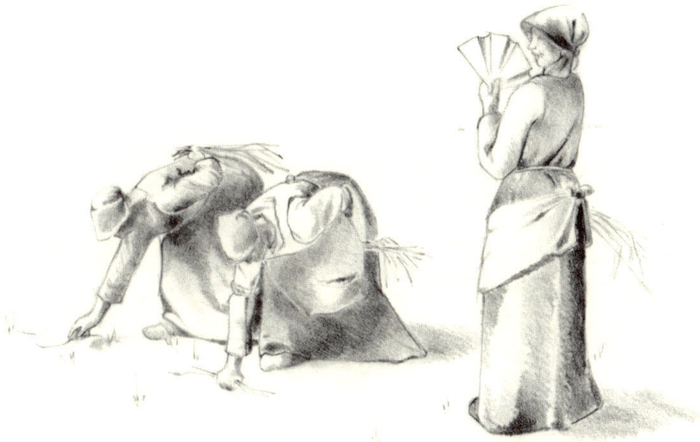

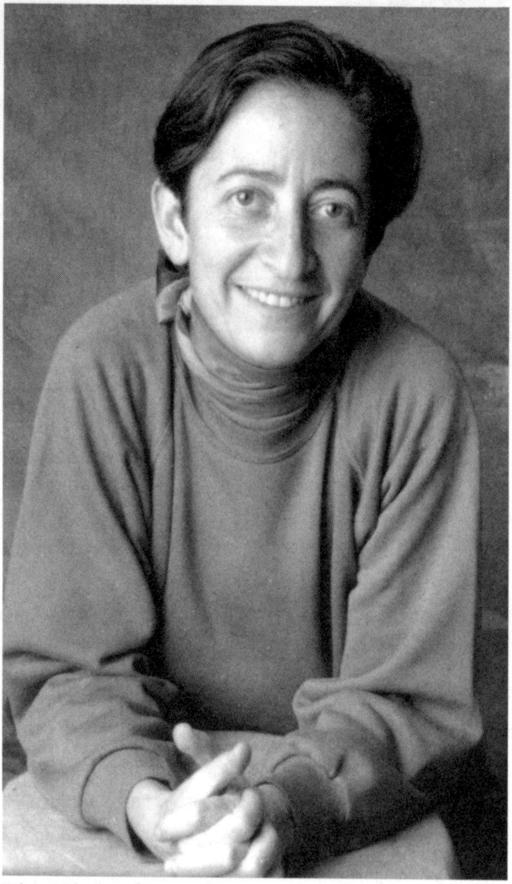

Rina Nissim, fotografiert von Patricia Alvarez